Gion Condrau und Heinrich Schipperges – Unsere Haut

Gion Condrau / Heinrich Schipperges

UNSERE HAUT

Spiegel der Seele, Verbindung zur Welt

Kreuz

Die Gedanken, Methoden und Anregungen in diesem Buch stellen die Meinung bzw. Erfahrung der Verfasser dar. Sie wurden von den Autoren nach bestem Wissen erstellt und mit größtmöglicher Sorgfalt überprüft. Sie bieten keinesfalls Ersatz für kompetenten medizinischen Rat. Jede Leserin, jeder Leser sollte für das eigene Tun und Lassen auch weiterhin selbst verantwortlich sein.

Daher erfolgen Angaben in diesem Buch ohne jegliche Gewährleistung oder Garantie des Verlags oder der Autoren. Eine Haftung des Verlags oder der Autoren für etwaige Personen-, Sach- oder Vermögensschäden ist ausgeschlossen, es sei denn im Falle grober Fahrlässigkeit.

Die Deutsche Bibliothek – CIP-Einheitsaufnahme

Condrau, Gion:
Unsere Haut: Spiegel der Seele, Verbindung zur Welt / Gion Condrau; Heinrich Schipperges. – 1. Aufl. – Zürich: Kreuz-Verl., 1993
ISBN 3-268-00130-0
NE: Schipperges, Heinrich:

1. Auflage
© Kreuz Verlag AG Zürich 1993
Umschlaggestaltung: Jürgen Reichert, Stuttgart
Umschlagfoto: »Hände«, IPCE, Bavaria Bildagentur, Gauting
Gesamtherstellung: Clausen & Bosse, Leck
ISBN 3 268 00130 0

Inhalt

Einstimmung

GION CONDRAU

Die Haut

Die Haut besteht aus drei Schichten. Zutiefst liegt das sogenannte Unterhautzellgewebe (Subcutis), bestehend aus Fett, großen Blutgefäßen, Schweißdrüsen, Nervenendungen. Dieses Unterhautzellgewebe bietet Schutz gegen Kälte und dient der Speicherung von Fett, Flüssigkeit und Blut. Die zweite Schicht ist die Cutis oder Lederhaut, die wiederum Bindegewebe und Gefäße sowie elastische Fasern, Nerven und Schweißdrüsen enthält. Und zuoberst liegt dann die Oberhaut oder Epidermis. Dort findet eine Umwandlung von lebendem Zellgefüge in tote Hornschicht statt. Es sind kernlose, verhornte, locker miteinander verbundene Zellmäntel nachweisbar. Diese Epidermis verändert sich dauernd, so daß man sagen kann, wir befinden uns in permanenter Häutung. Die Dicke dieser Oberhaut oder Hornhaut ist in verschiedenen Körperregionen verschieden. Die Verhornung bedeutet einen Schutzmantel oder Panzer, der allerdings im Vergleich etwa zu Krebsen oder Schildkröten nur unvollkommen ist. Andererseits bietet die Epidermis die Möglichkeit der Beeinflußbarkeit und Beeindruckbarkeit. Die Dicke der Hornhaut entspricht einer Absicht, den Organismus undurchdringbar zu machen, ihn abzuschirmen oder auch abzugrenzen (Integrität), oder aber ihn für Kontakte offenzuhalten.

Die Haut hat demnach verschiedene Funktionen. Wir halten uns hier vorläufig an die von Borelli aufgestellte Einteilung. Erstens ist die Haut ein *Grenzorgan*, die Schranke zwischen dem Ich und dem Du. Zweitens ist sie *Kontaktorgan*

9

zur Umwelt, drittens *Ausdrucksorgan* (Erröten, Erblassen, Schwitzen, Gänsehaut) für Emotionen wie Scham, Angst, Erregung, Wut usw. In der amerikanischen Literatur wird die Haut oft als der somatische Ort des Exhibitionismus bezeichnet. Viertens ist sie *Eindrucksorgan* für den Beschauer. Hier spielen ästhetische Standpunkte (schön, häßlich, sauber, schmutzig, blaß, braun) eine Rolle, auch die Farbe der Rasse muß hier erwähnt werden. Fünftens ist die Haut ein *Sinnesorgan* für Wärmeempfindung, Kälte, Schmerz, Brennen, Jukken, Kitzeln, auch für sexuelle Empfindungen und schließlich für den Tastsinn. Sechstens sind *Thermoregulation* und die lebenswichtige *Hautatmung* zu erwähnen.

Die Haut ist die äußerste, somit erste und letzte »Kontaktzone« des menschlichen »Leibes« zur Umwelt, sie ist demzufolge Beziehungsstätte. Als solche ist dieses Leibliche der Haut auch wiederum und immer nur der Ausdruck des Weltbezuges der mitmenschlichen und mitweltlichen Begegnungsmöglichkeiten. Das Leibliche des Menschen ist aber nicht durch das, was wir physiologisch die Haut oder die Epidermis nennen, begrenzt und bestimmt. In diesem Sinne kann auch nicht von einer ersten oder letzten Grenze gesprochen werden, die durch die Haut dem Menschen gegeben ist. Die Haut verweist auf den Weltbezug von Kontakt und Beziehung, dieser seinerseits aber weit über das, was physiologisch an ihr feststellbar ist, hinaus. Sagt man von einem Menschen, er habe eine »dicke Haut«, so ist damit nicht der meßbare Hautdurchmesser gemeint, sondern ein gewisses Maß an Unempfindlichkeit und hoher Toleranzgrenze in bezug auf unangenehme frustrierende Attacken der Mitmenschen. Andererseits kann dem einen durchaus das Verhalten eines anderen »unter die Haut gehen«, was auf Empfindlichkeit und Erregbarkeit schließen läßt; physiologische Erklärungen genügen nicht mehr für das Verständnis dieser Phänomene. Die Naturwissenschaften sind zwar auch diesbezüglich nicht verlegen. So wird etwa festgehalten, daß die innigen Beziehungen zwischen »Haut« und »Psyche« entwicklungsbiologisch durchaus verständlich seien, da sowohl die Haut wie das Zentralnervensystem sich im Mutterleib aus demselben Keimblatt entwickelten. Schließlich wurden die »psychischen« Einflüsse auf die Haut auch experimentell untersucht. Doswald und Kreibich konnten bei ausreichend empfindlichen Personen in Hypnose Blasenbildungen und Entzündungserscheinungen hervorrufen. Solche Versuche wurden später von anderen Forschern wiederholt. Den Hypnotisierten wurde beispielsweise eine Münze auf den Handrücken gelegt und eine Verbrennung suggeriert, worauf die Blasenbildung erfolgte. Ein weiteres, das sogenannte psychogalvanische Experiment, von Wittkower mit dem Jungschen Assoziationsversuch gekoppelt, beruht auf der Einsicht, daß Emotionen elektrische Potentialveränderungen in der Haut bewirken. Diese können durch entsprechend plazierte Elektroden abgeleitet und mit Hilfe eines Spiegelgalvanometers gemessen werden.

Wichtiger als alle Experimente sind aber Beobachtungen zu werten, die sowohl an Menschen wie an Tieren gemacht wurden, welche auf die ganz hervorragende Bedeutung der Haut für die »seelische« Entwicklung von Mensch und Tier hinweisen. Kinder ohne Hautkontakt wachsen ohne Wärme, Zärtlichkeit und Geborgenheit auf, sofern sie überhaupt überleben. Hautnähe, Streicheln und Küssen sind lebensnotwendig. Das Fehlen solcher Zuwendung führt nicht nur zu Hautkrankheiten, sondern zu Nahrungsverweigerung und totaler mitmenschlicher Isolation, ganz abgesehen von möglichen und sogar häufigen neurotischen Fehlentwicklungen. Andererseits führen Störungen im mitmenschlichen Beziehungsgefüge zu schweren Hautkrankheiten. Bei Hautaffektionen der Kleinkinder trifft man, nach Hoff und Ringel, fast immer auf Mütter, die eine unbewußt feindselige Einstellung gegen das Kind haben und deswegen einen innigen, liebevollen Kontakt, wozu zum Beispiel das »Herzen« und das »Streicheln« gehören, vermeiden. Ähnliche Phänomene wurden durch die Verhaltensforscher bei Tieren beobachtet. Versuche mit Rhesusaffen-Babies mit einer Mutterattrappe (»Drahtmutter«) und einem Mutter-Äquivalent (»Frottee-mutter«), aber auch die Beobachtung an freilebenden Wild-tieren bestätigen die Notwendigkeit des Hautkontaktes für die Lebewesen.

Die hautnahe Berührung ist in unserer Zivilisation weitge-hend durch gesellschaftliche Zwänge eingeschränkt. Säug-linge werden nach ihrer Geburt in Kinderbetten und Kinder-wagen gesteckt. Anstelle der Mutterbrust erhalten sie die Milchflasche. Heranwachsende Kinder lernen die Distanz-haltung in sozialer und leiblicher Hinsicht. Sie lernen zu un-terscheiden, was gut und was schlecht riecht, was sauber oder schmutzig, was schön und häßlich ist. Wie »wohl« sie sich wohl »in ihrer Haut« fühlen?

HEINRICH SCHIPPERGES

Die Haut im Spiegel der Sprache

Beginnen wir mit dem uns so vertrauten und schier unermeß-
lichen ABC der Haut, von dem die Sprache uns Tag für Tag
etwas vermittelt.

Die Haut – im Medium der Sprache, als Spiegel der Seele,
als Tor in die Welt und selbst eine Welt –, die Haut ist in der
Tat ein Universalorgan. Den Ärzten in früherer Zeit galt nicht
von ungefähr das »integumentum« als das ausgedehnteste
Organ, als »soma organikon«, wie Aristoteles es nannte –
kein bloßes Organ und schon gar kein Behältnis für ein Organ, sondern eine ganze Welt, der »Kosmos Haut«.

Gehen wir ihn vertrauensvoll an, unseren Umgang mit der
Haut. Von diesem intimen Umgang hat die Sprache schon
immer gewußt, wenn sie sagt: Das geht mir unter die Haut,
oder der oder jener steckt in keiner guten Haut. Man sieht,
wie jemandem die Haare zu Berge stehen, wie einer bleich
oder rot wird vor Wut. Wir fahren aus der Haut und geraten
uns in die Haare. Manches geht uns gegen den Strich; wir
haben uns unserer Haut zu wehren, denn schließlich will man
sein Fell so teuer wie möglich verkaufen. Wir stecken einfach
drin im Sack: mit Haut und Haaren, mit Herz und Hirn.

In welcher Haut ein Kranker steckt, das wird der Arzt bei
der ersten Begegnung bereits bemerkt haben. Und Hufeland,
der große Arzt der Goethe-Zeit, mochte noch glauben: »Es
gibt keine Krankheit, die ohne Beteiligung der Haut geheilt
werden könnte.« So tief sind wir eingebunden in diesen Sack,
der die äußere Hülle gleichzeitig zum inneren Milieu macht.

Unter dem geheimnisvollen Titel »Askesios«, was »der
Heilende« heißt, veröffentlichte im Jahre 1844 Karl Marx, der
Mediziner, seine auch heute noch beachtlichen »Blicke in die

ethischen Beziehungen der Medicin«. Da lesen wir in einem fingierten Brief »An Philippe Pinel«: »Vor Ungeduld möchte man aus der Haut fahren, um so mehr, wenn zu besorgen steht, daß von einer sogenannten guten Haut einem die Haut über die Ohren gezogen werden soll. Wollend nicht wollend trägt man seine Haut zu Markte. Den höchsten Wunsch bezahlt man oft mit der Haut, oder man muß froh sein, mit heiler Haut davon zu kommen. Der Schlimmste ist gewöhnlich der, welcher in keiner guten Haut steckt und kaum noch in der Haut hängt.«

Wir sprechen von einer »treuen Haut«, die alles duldet und alles trägt, uns zum homo patiens macht, und nicht von ungefähr ist die Haut das Medium des Inter-esses (inter-esse: dazwischen sein). Im »Canon« des Avicenna wird eine aufregend turbulente Skala dieser Tastleistungen geboten, von der Körperhaut im allgemeinen über Arm und Hand bis hinunter zum Zeigefinger, dem »digitus secundus«, dessen Fingerspitze Avicenna den »Richter beim Messen des Tastbaren« nennt (»iudex in mensurationibus tangibilium«), unser berühmtes Fingerspitzengefühl!

Das althochdeutsche »hut« für »Haut« steht etymologisch mit »cutis«, dem Schild, dem »scutum«, in Verbindung, dem griechischen »skytos«, dem Ledersack, und ist auch verwandt mit Hütte, Haus und Hort, ja mit Schote und Scheuer. Der Zählebige hat nach dem Volksmund »neun Häute« zur Verfügung. Und auch diese noch kann man ablegen wie etwa die »Krötenhaut« der Wäscherinnen oder die »Dachshaut« der Menstruierenden. Mit jeder abgelegten Haut aber wird man sich verjüngen (so im Märchen von der »geschundenen Alten«). Alles das ist im Volksgut äußerst lebendig, und es lebt in den Märchen und Sagen. Die »Haut wie Milch und Blut« freilich, so verraten uns die Kosmetiker, die gibt es wirklich nur im Märchen.

Die alten Araber haben nicht von ungefähr für diese Haut einen ebenso zweideutigen wie tiefsinnigen Begriff gefunden.

Das arabische Wort »buschra« bedeutet ursprünglich »die erfreuliche Ankündigung von etwas« und meint gleicherweise den auf uns zukommenden Kontakt wie auch alle Möglichkeiten einer Distanzierung. Der vollkommene Mann – so lesen wir bei einem islamischen Mystiker – ist charakterisiert durch die Kombination einer weichen inneren Haut mit einer harten äußeren Schale. Außen das dicke Fell – innen das zarte Häutchen: das ist der ganze Mann! Sind wir hingegen nur »dünnhäutig«, werden wir gleichsam durchlässig gegenüber der Welt, sind hüllenlos und schutzlos allem ausgesetzt, werden hypersensibel und mimosenhaft, ein Kräutchen Rührmichnichtan. So etwa weiß es das russische Sprichwort, das erzählt: Er sah vor Jahren im Traum eine Kuhspur, und noch heute stößt ihm die Milch auf! Aber umgekehrt kann die zarte Besaitung zum dichten Pelz werden, der einfach nichts mehr heran läßt. So kann im extremen Fall die Haut zum Kerker werden; wir können dann gar nicht aus unserer Haut, keinen Kontakt mehr nach außen herstellen, nicht mehr Fühlung aufnehmen oder Fühlung halten. Aber: kein Mensch kann ein Ding erkennen, mit dem er nicht in Berührung kommt, schreibt Mao Tse-tung.

Die Haut ist schützende Hülle und Öffnung ins Weite zugleich, das Tor zur Welt und ein Spiegel der Seele – und daher wohl ein so einzigartiges Phänomen.

Eine Philosophie der Fläche

Daß wir die Haut zunächst an ihrer Fläche, als Oberfläche, erfahren, bleibt merkwürdig genug, und wir sollten diese Erscheinung ganz ernst nehmen. »Das Beste an den Dingen« sei – schreibt Friedrich Nietzsche – »daß sie eine Oberfläche haben: ihre Hautlichkeit – sit venia verbo«!

Der Haut in erster Linie verdanken wir wohl unseren Glauben an die Realität der äußeren Dinge: an die Wirklichkeit der Welt. Was wir sinnlich erfahren haben, was uns zu Wahrnehmungen geführt hat, was uns in den Blick und in den Griff kommt, das allein existiert wirklich und wahrhaftig.

Von der wunderbaren »Form der Oberfläche« hat der Göttinger Philosoph und Physiker Lichtenberg schon gesprochen und gemeint, wir würden erst dann »besser werden, wenn es mit dieser Rinde besser wird«. Wie überhaupt der Mensch auf Erden nur da sei, um »die Oberfläche der Erde zu bauen«. Den Bau selber und »die Reparaturen, die mehr in die Tiefe gehen«, behalte die Natur sich selbst vor. Der Bau als Ganzes sei uns Menschen eben nicht anvertraut.

Novalis hat sie in seinen »Fragmenten« immer wieder nachzuzeichnen versucht, diese Philosophie der Oberfläche. Alle unsere »Selbstbeurteilung«, sie gehe »den wirklichen Handlungen«, der Oberfläche nach, und eben nicht dem innern Gewebe. »Wie schön ist nicht die Oberfläche des Körpers, wie ekelhaft sein inneres Wesen! Von dieser Oberfläche handeln zahlreiche Notizen: »Über Adern und Gefäßbildung. Haut – Knochen – Nerven und Muskeln –.«

Geradezu hymnisch wird diese Fläche bei Friedrich Nietzsche besungen, in einem als Widerpart zur dionysischen Tiefenpsychologie gedachten Loblied auf die Haut. Interessanterweise erleben wir die Haut aber keinesfalls als festumschriebene Fläche oder als eindeutige Abgrenzung. Sie wird subjektiv vielmehr als eigentümlich offenes Gebilde erfahren, nur »wolkig begrenzt«, und erst in den tieferen Schichten werden wir uns der eigenen Existenz bewußt. Umgekehrt kann man im Rausch das Gefühl haben, als ob man nicht mehr in seiner Haut stecke, keine Haut mehr habe, alle Häute auch abwerfen müsse.

»O Lotte«, schrieb der junge Goethe am 9. Oktober 1781 an Charlotte von Stein, »was für Häute muß man abstreifen, wie wohl ist mir's, daß sie nach und nach weiter werden, doch fühl' ich, daß ich noch in manchen stecke«. Und wenig später, an Plessing: »Doch der Mensch hat viele Häute abzuwerfen, bis er seiner selbst und der weltlichen Dinge nur einigermaßen sicher wird« (am 26.7.1783).

Die eigene Existenz spürt man am ehesten – und dort besonders hautnah – in kritischen Situationen. Als wir im Krieg, im russischen Winter, im Kaukasus hockten, ohne Licht, auf »fauler Haut«, ohne Feindberührung, aber auch ohne Kontakt zu jeder Art von Heimat, neun Monate im Kessel, da erlebten wir, was alles sich mit der Haut fühlen und tasten und spüren, aufspüren und anfühlen und begreifen läßt, was alles beschnuppern und beklopfen, was alles erfahren, wenn es um einen riecht, an einem reibt oder auch juckt! »Die ganze Lebenstätigkeit«, heißt es in Goethes Schriften »Zur Morphobiologie«, »verlangt eine Hülle, die gegen das äußere rohe Element, es sei Wasser oder Luft oder Licht, sie schütze, ihr zartes Wesen bewahre, damit sie das, was ihrem Innern spezifisch obliegt, vollbringt.« Alles, was lebendig wirken soll, muß eingehüllt sein. Und alle diese Rinden und Häute und Haare, schrieb Goethe 1807, sie sind doch wieder nur »ewig sich absondernde, abgestoßene, dem Unleben hingegebene Hüllen, hinter denen immer neue Hüllen sich bilden, unter welchen sodann, oberflächlicher oder tiefer, das Leben sein schaffendes Gewebe hervorbringt«.

Diese Haut ist aber nicht nur die körperliche Umhüllung, die der Arzt zu studieren hat und zu heilen sucht, die er blühen und welken sieht; es ist auch jene »sterbliche Hülle« im ganzen damit gemeint, die im Tod ein letztes Mal die leibliche

Gesamtheit repräsentiert und selbst noch im Absterben menschliches Leben darzustellen in der Lage ist, da nämlich, wo der beseelte Leib zum toten Körper wird, in einer sehr geheimnisvollen »Verwandlung zum Hüllenhaften«.

Der philosophischen Betrachtung hätte nun sogleich die psychologische zu entsprechen. Mit ihr kommen wir bald schon zu einem völlig neuen Verständnis der Leiblichkeit und wiederum zu einer Philosophie der Oberfläche.

Daß unser »Fühlen« zum Beispiel so ganz und gar innen empfunden wird, gehört zum eigentlichen Geheimnis einer solchen Philosophie der Oberfläche. Das Fühlen kann geradezu als »Seinszustand der Subjektivität« (Haecker, 1950) gelten, als die äußere Form unserer inneren Seligkeit. Und während wir auf der hauchdünnen Haut der Oberfläche ein unmerkliches Zittern empfinden, geht im Grunde bereits eine Erschütterung vor sich. Das Wort »Gefühl« allein schon mag das Sensorium der Fläche, ihre Erregung in gleicher Weise auszudrücken wie alle Gefühle des Tiefen, Abgründigen, Geheimnisvollen.

Haut als Symbol

Die Haut als Hülle macht mein Außen gleichzeitig zum inneren Milieu. Hier ist die Wand und das Fenster zugleich, ein Spiegel, die Brücke, ein Übergang. Die Fläche wird zur Grenze, an der sich Makro- und Mikrokosmos treffen. Hier rühren wir wirklich an die Welt, streifen das Universum, tangieren den Kosmos.

Es ist denn auch immer wieder diese »Hautlichkeit«, die zum Medium des Interesses wird. Was einen nicht berührt, geht einen nichts an, wie auch umgekehrt alles anzieht, was hautnah ist. Sex etwa ohne Haut wäre gar nicht denkbar. Hier stößt man an, kommt sich näher, erregt zuweilen auch den Anstoß, berührt Anstößiges. So will es der »tactus«, der selbst noch mit allen Taktlosigkeiten im Kontakt bleibt. Jede echte Berührung – sagt Novalis – ist wirksam.

Die Haut als Organ des Kontaktes ist aber nicht nur das Medium der Welt*berührung*, sondern auch des Berührt*werdens* und damit Vertraut*seins* mit einer Umwelt und Mitwelt. Auch hier vermittelt uns die Sprache überraschend intensive Beziehungen zwischen dem äußeren, rein körperlichen Berührtwerden und einem emotionalen, leibhaftig erlebten Angerührtsein, Betroffensein.

Der Mensch ist bereits von Natur aus angelegt als das, was er in der Kultur werden soll; seine Existenz ist nicht Wirklichkeit, sondern beinhaltet nur die Möglichkeit kulturellen Reifens. Die Natur schenkt uns den Körper, den wir zu entwickeln haben zu einem bewohnten Leib. Unsere Bestimmung ist daher weder eine rein natürliche noch eine rein geistige; sie ist eine leibliche. Sinn und Ziel von Welt ist der Leib: der Leib als das große Symbol und die Verbindung von Natur und Geist.

Daß die Haut als Symbol interessiert, ist sicherlich nicht als eine Errungenschaft unserer modernen Wissenschaft zu werten. Die Haut als unser Hauptorgan hat vielmehr gerade in den alten Kulturen eine kaum zu überschätzende Beachtung gefunden, die längst schon eine systematische kulturgeschichtliche Untersuchung verdient hätte. Für eine solche Phänomenologie der Haut, und darin eingeschlossen auch eine Symbolik der Haut, können hier nur einige wenige Akzente gesetzt werden.

In den archaischen Hochkulturen haben die Priester – als die vorzüglichsten Menschenkenner – sich immer mit den seelischen Ausstrahlungen der Haut und ihrer Leiden befaßt, die dem Menschen so direkt auf den Leib geschrieben sind. Priester beschauen das »Mal« auf der Haut, kennen die Pusteln und Borken, erklären einen Menschen für rein oder unrein und heilen den Brand und das wilde Feuer. Nicht von ungefähr ist die grandiose Leidensgestalt des alttestamentarischen Hiob so erschreckend mit dem Schicksal seiner Haut verknüpft.

Wir haben keine andere Möglichkeit, uns mit unserer eigenen Leiblichkeit und unserer erlebten Wirklichkeit zu befassen, als zunächst einmal unserer Hülle, der Haut, zu begegnen. Wer sich in seiner Haut so richtig wohl fühlt, dem ist sein Körper weniger eine Last als ein Medium des schöpferischen Einsatzes, des heilenden Eingriffs, der kreativen Verwandlung. Sich wohl zu fühlen in seiner Haut, das ist freilich nicht allein das Privileg des Gesunden, das wird auch ein Kranker lernen können und lernen müssen, vor allem der chronisch Kranke.

Wie man aus diesen wenigen Strichen bereits sieht: Die Haut ist nicht nur ein Regenmantel oder ein Sonnenschirm, sondern als solche schon die große Reinigungs- und Kläranlage unseres Organismus, die Sinneszentrale mit all ihren Antennen zur Außenwelt, und wir begreifen nun auch, warum die alten Ärzte das »Integumentum«, die Haut, zu den wenigen großen Organgruppen des Körpers gerechnet haben, gleichrangig mit »Herz und Kreislauf« oder auch mit »Hirn und Nervensystem«.

Die Haut ist in der Tat eine ganze Welt, ein eigener Kosmos, ist Hülle und Halt unserer Existenz – und zugleich eine große Verheißung. Denn – wie es das russische Sprichwort weiß – der Mensch beginnt erst dann zu leben, wenn seine Geburtshaut abgeht und er mit derjenigen Haut bekleidet ist, die ihm von Gott anbefohlen wurde.

HEINRICH SCHIPPERGES

Die Welt der Haut

Die Lehre von der gesunden Haut

Bei den alten Griechen galt die Haut nicht von ungefähr als die reale Grenze zwischen der großen und kleinen Welt, als die Grenzmembran zwischen Makrokosmos und Mikrokosmos. In dieser Membran sind es winzig kleine Löcher, die Poren, die dem Austausch der Elemente und Säfte und Kräfte, einem gesunden Stoffwechsel zwischen innen und außen, dienen, der universalen Regulation in diesem höchst labilen Fließgleichgewicht. Bei »verdorbenen Säften« mußte es denn ihrer Meinung nach auch nur zu bald zu einem »Ausschlag« kommen, einem »Exanthem«, was wörtlich ein »Aufblühen« der auszuscheidenden Stoffe meint, der »materia peccans«. Eine derart »unrein« gewordene Haut will gesäubert werden, durch bestimmte Arzneien, Bäder oder auch durch die im Frühjahr üblichen Blutreinigungskuren.

Im Corpus Hippocraticum wird die Haut daher als eine »coagulatio frigida« beschrieben, eine fleischliche Masse, die sich unter Einwirkung des Kalten und der Winde an der äußeren, der Luft ausgesetzten Schicht nach und nach erst zur Haut umgebildet hat. Nach Platons »Timaios« entsteht die Haut aus dem Hirn, das zu schützen sie dient. Bei den Arabern werden dann aus den sachlichen Meningen, den Gehirnhäuten eine »pia« und eine »dura mater«, mütterliche Umhüllungen dieses Gehirns.

Angesichts des geradezu uferlosen organischen Reichtums der Haut konnte Galen in seiner Schrift »De usu partium« begeistert ausrufen: »Wer wäre so töricht, daß sich ihm bei der Betrachtung der Haut nicht die Meisterschaft des Schöpferischen offenbare!« Hier ist alles so wohl durchdacht und so sinnvoll geordnet. Und nur an bestimmten Stellen wird der schützende Sack durchbrochen, um Atemluft, Speise und Trank, akustische und optische Reize einzulassen oder aber auch flüssige und feste und überflüssige Stoffe wieder auszuscheiden. Als ein solcher Kosmos ist die Haut durch die Jahrhunderte beschrieben worden, und so erscheint sie noch in der Physiologie des Albrecht von Haller, der 1763 dieses »universi corporis humani involucrum« beschrieben hat, dieses wunderbare Futteral unseres leiblichen Universums.

Im mittelalterlichen Schrifttum ist die innige Verbindlichkeit von Haut und Gesundheit besonders plastisch bei Hildegard von Bingen (1098–1179) dargestellt worden. In den »Causae et curae« lesen wir: »Ein Mensch ist gesund, wenn die Farbe auf den Wangen rötlich durch die Haut leuchtet, so daß die Farbe unter der Haut sichtbar wird wie bei einem Apfel, der ganz klar und blank ist.« Ein solcher Mensch aber hat – wie die Mystikerin weiter schreibt – das Kennzeichen des Lebens an sich, das eben darin zu sehen ist, daß die rötliche Farbe auf seinen Wangen durch die Haut schimmert, »so wie dies mit einer weißen Wolke geschieht, durch die mitunter eine andere, glasklare Wolke scheint«.

Paracelsus hat es so gesehen: daß der Mensch da ist in seiner Schale, das ist die Haut, in der er beschlossen ist gleicherweise wie die vier Elemente in ihrer Welt. Und wie die äußere Welt mit ihren Sphären ein geschlossenes System darstellt, »daß nichts von ihr hinausgang, sondern in ihr bleibe«, so ist auch der Mensch verschlossen in seiner Haut. »Drum hat der Mensch die Haut über sich, die ist der Mensch, daß sie scheide die zwo Welten voneinander, die große und die kleine, das ist die Welt und den Menschen, auf daß zwei widerwärtige Ding nit zusammen in eine Welt fallen. Also bleibt auch der Mensch in seinem Hause, das ist in seiner Haut, und läßt nichts hinein und geht auch nichts aus seinem Haus, sondern er bleibt an seiner Statt und ist also ein Mensch in seiner Haut.«

Die Frau wiederum trägt noch einmal ein solches häutiges, geschlossenes System wie der große Kosmos und wie der Mensch in sich: und das ist die Matrix, die Keimschicht mit der Gebärmutter, die nichts anderes darstellt als eine ganze dritte Welt neben Makro- und Mikrokosmos. Dieser Matrix wegen hat die Frau ihre »Monarchei«, was für eine Theorie der Medizin bei Paracelsus ganz klipp und klar besagen will: Sie hat ihre eigene Physiologie, ihre Pathologie und auch ihre ganz eigene, selbständige Therapeutik.

Der Mensch im ganzen aber hat in seiner Haut zu bleiben, und damit in seinem eigenen Haus, das nun einmal seine Welt ausmacht. Die Haut ist das Fenster von der einen in die andere Welt, aber auch die dichte Wand, die eine Berührung der inneren Elemente mit den äußeren zu verhindern weiß.

Zeitlebens aber bleibt uns die Haut: nicht nur das signifikante Symptom allen Blühens und Sprießens, sondern auch eklatantes Symbol des Verfallens und Welkens. Denn dieser Leib des Menschen, so wieder Paracelsus, unser hinfälliger Leib, ganz so »wie er verfaßt ist«, als »Haut und das darin«, er wird vielfältig korrumpiert, da auch er verwittert in der Zeit, die da »ursachet die Fäule in allen den Dingen«.

An der Oberhaut, der Epidermis, treten nun alle die physiologischen Wunder erst offenkundig in Erscheinung. Haarzwiebeln und Talgdrüsen drängen sich um die Austrittspforten; Schweißdrüsen schaffen sich eigene Follikelmündungen an die Oberfläche. Epitheliale Anhangsgebilde treten an die Außenwelt, im Tierreich zu bestaunen in Pracht und Fülle von Federn und Hörnern, Mähnen und Quasten oder etwa auch dem bunten Hahnenkamm, Symbol der Potenz. Welche Gewölbe an sich immer wieder neu auftürmender Struktur, Bergwerke des Innern, Schächte und Gänge und Stollen und Stufen! Unter der festen Lederhaut findet sich ein Gitterwerk von elastischen Fasern und Bindegewebe, aufruhend auf dem Fundament der Unterhaut, der Subcutis, mit ihren Kellergewölben aus Salzen, Fettspeichern und Wasser. In Millionen feinster Zäpfchen dringen die Kapillarbäumchen, die das Blut teilen, vor bis in die Oberhaut. Und das ist dann dieser Blutschleier, der durch die Fläche schimmert und den Teint, die charakteristische Eigenfarbe der Haut ausmacht. An verschiedenen Stellen öffnet sich mit einem Male diese Hülle; Decke und Mantel brechen auf; die Tore zur Welt stehen offen: geöffnet zum Sehen und Hören, zum Riechen und Schmecken und Tasten, Körperöffnungen zur Außenwelt, die dann wieder auf eine geheimnisvolle Weise und unvermittelt nach innen schlagen, komplizierteste Übergänge schaffen in die zarte Innenhaut des Organismus, die Schleimhäute an Mund und Nase, im After und in den Genitalien, tausendfach versehen wiederum mit sensiblen Knospen, tausendfachen Antennen zur Welt, ein »Wunder feinster Fühlung« (Tellenbach).

Hier erleben wir besonders greifbar und wirklich hautnah, daß dieses Organ weitaus mehr sein muß als nur die Körperdecke, die bloße Kontaktstelle zu den Dingen da draußen. In seiner »Metaphysik des Fühlens« hat Theodor Haecker dieses Tastorgan mit Recht das Organ der Seligkeit, aber auch der Verzweiflung genannt. Ein Mensch ohne Haut, er wäre einfach außer Kontakt gesetzt, er könnte sich nicht mehr zurechttasten, verlöre die Orientierung und wäre buchstäblich in Auflösung.

Eine Geschichte der Haut stößt zunächst einmal auf das Geschichtete selber, das es hier zu entschichten, zu entdecken gibt: von der »Cutis« hinunter bis dorthin, wo einem etwas unter die Haut geht und dann eben »subcutan« weiterzuwirken pflegt. In diesem grandiosen Zellhaufen liegen die Haare, die Talg- und Schweißdrüsen, nicht zuletzt jene Pigmente, die nur zu oft zu einem Politikum werden, wenn etwa die Menschen mit schwarzer Haut diskriminiert werden. Das sind schon merkwürdige Dinge, die vielleicht nur stammesgeschichtlich zu erklären sind. Und die Entwicklungsgeschichte des Lebens und der Menschheit erinnert uns daran, daß hier in der Haut neben den Haaren und Nägeln auch noch die Hörner und Krallen und Borsten schlummern, daß hier latent auch noch Schuppen zum Verkriechen und Federn zum Entfliehen vorhanden sind, alles Elemente der Aggression und der Regression, alles latente Talente des »Homo sapiens«.

Das ist alles scheinbar ganz selbstverständlich da: zum Schutz gegen mechanische oder chemische Einflüsse, zum

Abhalten von Mikroorganismen, da auch zur Regulation des Wasser- und Mineralhaushaltes, der Reizaufnahme wie der Abwehr. Ein Quadratzentimeter unserer Haut enthält etwa sechs Millionen Zellen, die insgesamt 5000 Sinneskörper und vier Meter Nervenfaser umfassen. Fünf Haare stehen auf jedem dieser Zentimeter, der wiederum von einem Meter Adern durchspült wird. 100 Schweißdrüsen, 15 Talgdrüsen, zwölf Kälte- und zwei Wärmepunkte, 25 Druckpunkte halten darauf nicht weniger als 200 Schmerzpunkten die Waage. Das ist in der Tat eine erstaunliche Alarmanlage.

Hinzu kommen bewundernswerte Schutzmechanismen der Haut. Nicht von ungefähr spricht man von einem zähen Leder, wenn man die tierische Haut beschreibt oder benutzt. Die Zerreißfestigkeit der Haut liegt bei 0,75–2,05 kg pro Quadratmillimeter!

Nicht vergessen dürfen wir die chemischen Reaktionen der Haut. Man hat die Haut mit einer komplizierten chemischen Fabrik verglichen, in der z. B. aus Sonnenlicht und einem Nahrungsstoff das Vitamin D hergestellt werden kann. Strahlen erzeugen über eine Reihe von Übergangserscheinungen in der Haut einen wirksamen Strahlenschutz. Bakterien vermögen innerhalb der Haut wiederum antibakterielle Stoffe auszulösen.

Hinzu treten schließlich die wahrhaft wunderbaren Sinnesleistungen der Haut. Feinste Nervenfasern umspannen wie ein universelles Netz die gesamte Haut. Sympathikusnerven, die Adrenalin oder Noradrenalin abscheiden, verengen die Blutgefäße, lassen die Haare sich aufrichten, erzeugen eine »Gänsehaut«. Die thermodynamischen Regulationen sind äußerst sensibel gesteuert, wie wir vom Schweißausbruch wissen oder etwa beim Erröten erfahren. Die Kapillaren (die kleinsten Blutgefäße) der Oberfläche dienen dabei als Heizschlangen für die Haut wie auch als Kühlschlangen für das Blut.

Mit Haut und Schleimhäuten haben wir ein besonders sensibles, aber auch höchst aktives Zellsystem vor uns, was nicht nur an den auffallend häufigen Zellteilungen, den sog. Mitosen, abzulesen ist, sondern auch an einer so intensiven, ständig modifizierten Synthese der Desoxyribonukleinsäure, in der unsere genetischen Erbanlagen verankert sind. Das in erster Linie garantiert auch die Konstanz eines so ungemein integrierten Zellsystems, wie wir es mit der Haut vor Augen haben.

Schlägt man in einem Lehrbuch die »Allgemeine Physiologie der menschlichen Haut« nach, so erhält man eine eher trockene Auskunft: »Von allen Säugetieren ist der Mensch das nackteste« – wenig Haare, kaum so schöne Schutzorgane wie Schuppen, Dornen, Panzer, Federn. Der Mensch ist eben – wie die Biologen sagen – ein unangepaßtes Tier, ein »Mängelwesen« (Gehlen). »Nur das Schwein steht, was die Haut anlangt, dem Menschen ziemlich nah« (Schäfer). Um so auffallender sind die Surrogate: Kleidung und Kosmetik, die der »Selbstdarstellung« und zugleich auch als Sexualsymbole oder als Symbole des gesellschaftlichen Ranges usw. dienen.

Medium zwischen innen und außen

Wenn wir aber die Haut als das Medium zwischen innen und außen begreifen wollen, sind wir gehalten, uns noch einmal auf das Mediale als solches zu konzentrieren, auf die universale Brückenfunktion. Versenken wir uns in die Gesänge des frühgriechischen Dichters Homer, so nehmen wir vom ersten Augenblick an wahr, daß hier aber auch nichts erlebt und erfahren wird, ohne daß dieses innere Erleben zugleich auch am eigenen Leibe verspürt wird. Ekel, Angst, Müdigkeit, Wollust sind keine rein seelischen Vorgänge; sie ereignen sich vielmehr ganz konkret – in der Magengrube, der Herzhöhle, dem Zwerchfell oder den Lenden – und gehen immer über die Bühne eines leiblichen Geschehens. Um es modern und damit ganz unhomerisch zu sagen: das Morphologische (das Körpergeschehen) und das Psychologische sind bei diesem Erleben noch in keiner Weise getrennt!

Dieses Erleben verändert sich völlig bei Platon, nach dem alles Leibliche von höheren Seelenkräften dirigiert wird, und über den Platonismus auch im Christentum, trotz seiner so antiplatonischen Lehre von einer Auferstehung des Leibes.

In seinem »Sophistes« allerdings weiß uns auch Platon noch den archaischen Gigantenkampf zu schildern, ein dramatisches Ringen, in dem die Riesen nun buchstäblich Felsen und Eichen umklammern, um alle Dinge vom Himmel herab auf die Erde zu ziehen; »denn an alles dergleichen halten sie sich und behaupten, das allein sei wirklich, woran man sich stoßen und was man betasten könne«.

»Oh diese Griechen«, schreibt Nietzsche, »sie verstanden sich darauf, zu leben: dazu tut not, tapfer bei der Oberfläche, der Falte, der Haut stehenzubleiben, den Schein anzubeten, an Formen, an Töne, an Worte, an den ganzen Olymp des Scheins zu glauben! Diese Griechen waren oberflächlich – aus Tiefe!«

In seinem Plädoyer gegen die Widersacher des Leibes hat Victor Poucel (1937) mit großer Leidenschaft versucht, die dualistischen Exzesse (wie z. B. die Trennung von Körperlichem und Seelischem), in der abendländischen Philosophie mit unseren Erfahrungen der Leiblichkeit, und gerade der Hautlichkeit, zu unterlaufen, um auf eine Welt zu stoßen, in der ein Mensch noch in seiner leibhaftigen Ganzheit gesehen werden könnte. Während für den Europäer die Haut nichts als ein »eleganter Sack« sei, in den mehr oder weniger »elegante Zutaten« eingeschlossen seien, erlebe der Orientale genau die gleiche Haut als »die äußerste Grenze seiner eigentlichen Vorgänge«.

Poucels Rezept: »Die Mystik der Erde enträtseln, indem man sie zutiefst lebt. Unsere Augen und unsere Hände nach dem wahren Sinn aller Dinge befragen.« Leben wir doch in Wirklichkeit nur »mit unserem Leib und durch unsern Leib. Er ist unser erstes Universum!«

Wie wichtig Haut und Berührung der Haut sind, sei an einem kleinen Beispiel dargestellt, einem Fall, der vor Jahren weltweites Aufsehen erregt hat und auch unser spezielles Interesse verdient. Es handelt sich um den »Fall der kleinen Isabella«.

Isabella war ein uneheliches Kind und wurde deshalb zusammen mit ihrer taubstummen Mutter von der übrigen Familie in einem dunklen Raum, in dem sie meist miteinander allein waren, eingeschlossen. Isabella, die im April 1932 auf die Welt kam, wurde im November 1938 von den Behörden entdeckt. Sie war damals sechseinhalb Jahre alt und litt aus Licht- und Sonnenmangel neben schlechter Ernährung an einer schweren Rachitis. Wenn sie aufrecht stand, waren ihre Beine so gekrümmt, daß ihre Schuhsohlen flach gegeneinanderlagen, und sie bewegte sich durch eine Art von Rutschen. Als man sie entdeckte, war sie stumm und wirkte idiotisch, glich mehr einem wilden Tier als einem Menschen. Sie wurde von einem Psychologen untersucht und als »genetisch minderwertig« bezeichnet. Erst als eine Spezialistin für kindliche

Sprechentwicklung sie einer intensiven und systematischen Sprachschulung unterzog, gelang es ihr – trotz aller negativen Prognosen – nicht nur, normal sprechen zu lernen, sondern alle mit der Sprache verbundenen Fähigkeiten zu entwickeln. Sie lernte innerhalb zweier Jahre, was ein Kind normalerweise in sechs Jahren lernt. Sie kam in der Schule gut voran und nahm an denselben Aktivitäten teil wie die anderen Schüler.

Isabellas Fall deckt sich völlig mit dem typischen Bild des isolierten unterernährten Kindes, das zunächst zwar stumm und idiotisch ist, aber durch intensive Schulung ein ganz normales, der Gesellschaft angepaßtes Wesen wird. Die Unterernährung schädigte ihre Gehirnzellen keineswegs, und daß sie einer so völligen sozialen Anpassung fähig war, zeigt, daß ihr vermutlich sehr viel Zärtlichkeit – und zwar wohl meist taktiler Natur – zuteil geworden war, während sie jahrelang mit ihrer Mutter eingeschlossen war. Auch Taubstumme gewinnen ja lediglich durch das Tastgefühl Berührung mit der Welt. Es wird erzählt, daß sich auch Isabella dadurch und durch bestimmte Gesten mit ihrer Mutter verständigte. Isabellas Unterentwicklung und ihr Mangel an sozialer Orientierung waren ausschließlich ihrer langen Isolation zuzuschreiben. Ihre Fähigkeit, sich von deren Auswirkungen rasch zu erholen, ging sicherlich darauf zurück, daß sie genügend von ihrer Mutter geliebt, zärtlich in die Arme genommen, getragen, gestreichelt und liebkost worden war.

Eine Welt des Ertastens und Begreifens

Unser Wort »tasten« kommt – wie uns Grimms Wörterbuch belehrt – aus dem italienischen »tastare«, abgeleitet von »taxitare«, einer Form des lateinischen »taxare« = befühlen. Was ich befühlend berühre, weil es mir Widerstand leistet, das begreife ich auch und erhalte davon einen Begriff. Haben wir uns etwas wirklich angeeignet, einverleibt, so haben wir es begriffen. Alle Begriffe aber sind zunächst auf die Tätigkeit der Hand gemünzt. Wir haben etwas gleichsam mit einem Griff umspannt, wenn wir es begriffen, kapiert haben. »Griff«, das umschreibt schon rein akustisch das Zupacken mit kräftiger Faust, das feste Halten: Griff ist Begriff!

Der Tätigkeit der tastenden Hand entsprechen sodann auch Angriff und Eingriff und Zugriff, ja selbst noch die Vernunft als ein Vernehmen, als ein in die offene Hand Nehmen, ein Annehmen und Aneignen, ein Auslegen und Vorstellen. Daß dann auch Handel und Handlung mit unserem Universalinstrument zu tun haben, liegt auf der Hand –, alles geistige Umgreifen auch wie Abhandlung oder Verhandlung und schließlich auch das ganze Feld der Medizin mit ihrem spezifisch ärztlichen Eingriff: der Behandlung.

Bei Aristoteles wird nicht von ungefähr die Hand gepriesen als das »Werkzeug der Werkzeuge«; alles wird sie, je nach Bedarf: Kralle und Klaue, Bogen und Lanze und Schwert. Auf alles das sind Wuchs und Gestaltung der Hände gerichtet; nahezu alle Kultur beruht auf dem Bau unserer tastenden Hand. In seinem Traktat »De partibus animalium« bemerkt Aristoteles: »Schon Anaxagoras sagt, der Mensch sei darum das gescheiteste Wesen, weil er Hände hätte. Eine vernünftige Überlegung zeigt uns aber, daß er deswegen, weil er das gescheiteste Wesen ist, Hände hat. Denn die Hände stellen ein Werkzeug dar, die Natur teilt aber, wie ein gescheiter Mensch, jedes dem zu, der es zu gebrauchen versteht.«

In seiner »Summa de homine« hat Albertus Magnus den Tastsinn beschrieben als die das Tastbare beurteilende Kraft, als das »judicium tangibilium«, eine bevorzugte Potenz der sinnlichen Seele. Als der vornehmste Sinn bildet er die vollendete Form des Lebewesens, gilt daher als einheitlicher Sinn, obschon er sich mit seinen spezifischen Funktionen auf die verschiedensten Gegenstände richten kann. Als Organ des Tastsinns wird der gesamte Körper des Menschen angesehen. Hierbei haben bevorzugte Stellen einfach mehr am »spiritus sensibilis« teil, so vor allem das Herz und die Hand. Seinen eigentlichen Sitz aber hat der Tastsinn im Gehirn, von wo aus die »spiritus« auf alle Teile des Fleisches und der Haut übergreifen. Mit diesem Vermögen aber übertrifft der Mensch an Schärfe des Tastsinnes alle übrigen Lebewesen.

Hand und Hirn, sie treten hier in besonders engen Kontakt. Die Hand allein beweist uns, daß der ganze Mensch Vernunft ist. Nur so konnte Kant die Hand als das äußere Gehirn bezeichnen. Denken wir nur an so eindeutige Tastvorstellungen, wie wir sie etwa von Glas, Leder, Papier, Wolle oder Holz haben, so glauben wir diese alle durch unsere Fingerspitzen erfahren zu haben, obwohl doch auch andere Körperteile zu tasten vermögen und vor allem die Lippen ein so sensibles Organ darstellen. Es scheint, daß die repräsentative Tastvorstellung immer dort auftritt, wo der größte Reichtum an Empfindungen zur Verfügung steht. Alle unsere Werkzeuge sind daher vornehmlich auf die Hand abgestellt; alle Griffe sind konstruiert für die Hand. Alles Gefühl und all unser Fühlen ist in toto ausgebreitet über den ganzen Leib, um – wie wir sahen – in der Hand zu konvergieren. Die Hand bringt alles zur Fühlung: Nähe und Distanz, Fläche und Tiefe, Spannung und Lassen, Wärme und Kälte – den ganzen eigenen Leib und den Leib des anderen. Und sie fühlt das alles nicht nur, die Hand, sie bildet es auch: »sie ist die große Bildnerin, die tastend formt« (Tellenbach). Im bildenden Herstellen der Dinge vermag der Mensch sich letztlich selber zu bilden.

Zeichen und Signaturen

Wir kennen viele Zeichen an der Haut, soweit sie die klinischen Symptome betreffen. Da gibt es punktförmige Blutungen (*Petechien*) und fleckförmige (*Maculae*), die Blutunterlaufungen (*Sugillationen*) und die Blutergüsse (*Hämatome*) (das sind jene ausgedehnten Hautblutungen, die nach einigen Tagen alle Farben des Regenbogens annehmen).

Weitere Farbtöne und Farbabstimmungen bleiben für den Arzt zu beachten und haben eigene Namen erhalten: das Blauwerden der Lippen oder der Fingerspitzen, die *Zyanose*. Das Gelbwerden der Unterhaut und später der ganzen Haut deutet auf Gelbsucht. Man achtet ferner auf die Blässe der Haut etwa bei einem *Kollaps*, das Blaßwerden der Schleimhäute bei der *Anämie*, die besondere Färbung beim *Ödem*. Seit den ältesten Zeiten tragen vor allem Hautkrankheiten, die Krätze etwa, alle Arten von Ausschlägen, und so auch die Warzen, das Merkmal »angehext«. In der Steiermark spricht man von »angetan«, im Sinne von angezaubert. Auf der Kurischen Nehrung ist es verboten, die Stelle, an der ein Pferd sich gewälzt hat, zu betreten, man bekomme sonst Warzen. Ebenso soll man sich nicht waschen mit Wasser, aus dem eben zuvor noch Hühner getrunken haben. Dagegen darf man ruhig Weihwasser in jeder Form zu sich nehmen, wenn man schon mal eine Warze oder Sommersprossen hat. Auch ist Wasser, das beim Saugen dem Vieh aus dem Maule läuft, angeblich ganz gut gegen die Warzen. Und bevorzugt soll es Menstrualblut sein, das die Warzen wieder beseitigt.

Neben den pathogenetischen Merkmalen bietet die gütige Mutter Natur natürlich immer auch prognostische Zeichen: Haben zur Hochzeit etwa Bräutigam und Braut gleichzeitig Warzen, so werden sie wohl einmal am gleichen Tage sterben. Warzen im Gesicht können bedeuten, daß jemand bald Witwer oder Witwe wird. Auch wurde Charon, der Totenherold, auf griechischen Vasen bisweilen mit häßlichen Warzen im Antlitz dargestellt.

Gottfried Benn, Dichter und Dermatologe (Hautarzt), läßt seinen Dr. Rönne verwundert ausrufen: »Ein Anruf, und die Warzen fallen ab«, und weiter: »Also Warzen, pathologisch festumrissene Gebilde, hundertfach mikroskopisch untersucht, verschwinden auf Zureden.« Durch ein lebendiges Virus hervorgerufene kleine Neubildungen trocknen ab, und dies allein durch das eindringliche Wort. Daraus der Schluß des Dr. Rönne: »Ganz offenbar ist der Mensch etwas völlig anderes, etwas ganz unfaßbar anderes, als meine Wissenschaft es mich lehrte, nichts so Herabgesetztes, nichts so Dickflüssiges, nichts, dessen Kadaver man mit Gasschläuchen und Gummidrains bearbeiten müßte, um es zu heilen und sein Wesen zu erspähen.«

Immer wieder kommt Benn auf dieses Warzenmotiv und seine weitreichenden Konsequenzen zurück: »Der Körper ist offenbar etwas Flüchtiges, nicht der chemisch-physikalische Morast des neunzehnten Jahrhunderts mit den Absätzen des Positivismus im Gesicht.« Alles am menschlichen Leib erscheint eher wie ein inneres Prinzip, »und wenn man daran rührt, bewegt sich alles«. Gottfried Benns Dr. Rönne schließt daraus: »Durch die ganze Natur zieht sich das Warzenmotiv, sieht Rönne: Gefühl und das erregende Wort. Man beginnt es wieder zu erkennen, mehr: man beginnt es zu verwerten, die ganze medizinische Literatur ist voll von dem Wort als realem Reiz, seinen handgreiflichen therapeutischen Möglichkeiten.«

Auch die Astrologie wird zur Deutung bestimmter Hautzeichen herangezogen. Nach Agrippa von Nettesheim macht Mars die rote Haut und damit verwegen, stolz und schlau, während man der Venus den weißlichen Teint verdankt und dadurch liebevoll und angenehm geduldig wird. Ähnlich steht es noch bei Konrad von Megenberg. Damals blühte die Chiromantie auf, eine abenteuerliche Physiognostik, etwa nach dem Schema des hl. Albertus Magnus: »Wenn du einen

Menschen triffst, der Haare auf der Schulter und am Schienbein hat, und der nicht wollüstig ist, so danke Gott.« Die Haut ist hier, wie man leicht sieht, auch zum Spiegel der Seele geworden.

Nach einem alten Spruch aus Mückenloch bei Heidelberg zeigt die Hautfarbe die Lebensfähigkeit an: »bloo - bleibt do / rot – werd tot!« Die Läuse samt ihren Nissen sollen bei den Kindern möglichst heimisch auf der Haut bleiben, denn sie sind ein Merkmal der Gesundheit; sie saugen die sogenannte Schärfe auf, wobei schließlich noch die Meinung des Volksmundes dazukommt, daß das Krabbeln der Läuse auf der Haut nichts anderes sei als ein lebhafter Indikator für des Kindes sich entwickelndes Temperament.

Eine fast modern anmutende Signaturenlehre der Haut findet man dort, wo man sie in neuerer Zeit kaum vermuten würde, in den »Fragmenten« des Dichterphilosophen Friedrich von Hardenberg, der sich später Novalis nannte. Alles steht im Weltbild des Novalis in einem universellen Stoffwechsel: »Jedes Glied sondert ab –, Augen, Haut, Magen, Adern, Lunge, Gehirn, Muskeln, Blase, Geschlechtsteile etc.« Der Nasenschleim gleicht dabei dem Samen, die Galle dem Speichel. Die Lunge ist gleichsam unser Wurzelkern. Das Denken läßt sich mit der Muskelbewegung vergleichen. Wir finden schließlich zu einer in sich geschlossenen Physiognomie des menschlichen Leibes. »Die vollkommenste Physiognomie muß allgemein und absolut verständlich sein. Man möchte die Augen ein Lichtklavier nennen. Das Auge drückt sich auf eine ähnliche Weise, wie die Kehle durch höhere und tiefere Töne, die Vokale, durch schwächere und stärkere Leuchtungen aus. Sollten die Farben nicht die Lichtkonsonanten sein?« Das Auge ist der besondere Sinn für das Weltall; alle Handlungen sollen dem Sehen, alle Organe dem Auge angenähert werden. Das Auge ist das Sprachorgan des Gefühls.

Der menschliche Leib ist unter dieser kosmischen Perspektive zum Organ eines universellen Kontaktes geworden; er wird zum »Nervenknoten« der Natur. Die Medizin aber – als eine Theorie der Leiblichkeit und als die Praxis der Lebenskunst – gewinnt damit ebenfalls einen universellen Aspekt. Aus dieser Perspektive heraus aber kann und muß man nun auch eine »medizinische Ansicht der Welt« im ganzen gewinnen; von hier aus lassen sich alle Naturwissenschaften »symbolisch« behandeln, gewinnt selbst die »Ansicht der alten Arzneikunde« einen besonderen, ihren »dichterischen Wert«.

Damit sind wir auf ein letztes Medium gestoßen, auf die so wundertätige Heilwirkung von Zeichen, Zahlen, Bildern, besonders aber von Worten. Das Wort ist nichts als Bild der Seele, schreibt Agrippa von Nettesheim, Bild der Seele, »durch welche sie in natürlicher Weise auf die natürlichen Dinge wirkt, da die Natur das Werk des Wortes ist«. Hier wird auf einen sicherlich merkwürdigen Heilmechanismus verwiesen, wie er nun einmal mit Bild und Bildung, mit Einbildung oder – moderner, aber gleicherweise nichtssagend – Suggestion verbunden ist.

Die Haut als Spiegel der Seele

In der klassischen Medizin der Antike und des Mittelalters ist die Haut – analog zu Herz, Leber, Hirn – immer als ein eigenes Hauptorgan aufgefaßt worden, als »integumentum«. Dem Wort liegen Bedeutungen zugrunde wie »in-tangere«, »in-teger« oder auch »integritas«; dem intakten Innern soll ein unverletztes Umhüllendes entsprechen. Dieser Organbereich versinnbildlicht die Trennung gegen den Kosmos, das hüllende Schutzorgan, ein Sinnesorgan zur Aufnahme von Reizen, ein wichtiges Ausscheidungsorgan und Atmungsorgan. Und wir können die tiefe Erfahrung der Volkssprache nur bewundern, die immer noch von der »Ausleitung durch die Haut« oder »Ableitung auf die Haut« spricht, die uns damit aber nicht nur das Modell einer Urmedizin der Körperflüssigkeiten vermittelt, sondern auch das Wissen moderner Immunologie anklingen läßt. Auch heute wird die Haut wieder zum Ausgangspunkt der Diagnose, aber auch der Behandlung und der Verhütung von Leiden, die irgendwo an einem anderen Ort im Körper ihren Sitz gefunden haben oder die sich in der Seele eines Menschen niederschlagen.

Die intimen Zusammenhänge zwischen Hauterkrankungen und psychischem Erleben sind heute allenthalben in das Gesichtsfeld sowohl der dermatologischen als auch der psychosomatischen Forschung gerückt.

Wir wissen aus der Klinik, daß zum Beispiel Kranke mit Hautallergien vielfach unfähig sind, sich aktiv zur Wehr zu setzen oder auch nur ihrem Angerührtwerden einen adäquaten Ausdruck zu verleihen. Sie sehnen sich nach Zärtlichkeit, ohne jedoch die dazu erforderlichen Kontakte zu tolerieren. Die Haut wird alsbald zum spezifischen Austrageorgan solcher Konflikte. Was sich als innere Krise hätte lösen müssen, kommt nun an der leiblichen Oberfläche zum Ausbruch und zu häufig drastischer Darstellung. Auf der 90. Versammlung Deutscher Naturforscher und Ärzte 1928 in Hamburg hielt der Heidelberger Professor Karl Hansen bereits einen Vortrag über »Die psychische Beeinflussung des vegetativen Nervensystems«, wo er auf Blasenbildungen der Haut oder gar Spontanblutungen aufmerksam machte, für die wir bisher keinerlei ursächliche Erklärung gefunden hätten. Er wies in diesem Zusammenhang auf die Stigmatisierungen etwa des hl. Franziskus oder der Katharina von Emmerich hin und erwähnte jene merkwürdigen psychoneurotischen Ernährungsstörungen, wie sie als Folgezustände von Katastrophenerlebnissen geschildert wurden – so das Kariöswerden der Zähne, das Ausfallen der Nägel oder auch das bekannte Ergrauen der Haare.

Ganz banale Erscheinungen wie die Ekzeme sind vielfach gedeutet worden als Symptom einer verschmähten und unerfüllten Liebe. Die Haut wird erregt und gereizt; sie begegnet nicht mehr dem Partner; sie weiß sich nicht mehr zu helfen, und der andere will oder kann auch nicht helfen. Das Hauptcharakteristikum des Ekzems scheint ein tiefverwurzelter innerer Zwiespalt zu sein »zwischen dem Wunsch nach Zuneigung und der Furcht, auf der Suche danach seelisch verletzt zu werden« (Dunbar, 1955).

Hautkrankheiten, und insbesondere die Allergien, nehmen auf der ganzen Welt zu. Dafür verantwortlich gemacht werden unter anderem auch seelische Bedingungen (wie natürlich auch die Zunahme von die Umwelt und so auch den Menschen schädigenden Stoffen). Nun ist es freilich paradox genug, daß gerade im Zeitalter der Hygiene Zahl und Art der Hautkrankheiten ständig zunehmen, wie man auch gerade heutzutage immer energischer einer »Psychogenese von Hautleiden« auf die Spur zu kommen sucht.

Die Beteiligung der Seele an Veränderungen der Haut wird evident bei abnormer Schweißbildung (der Dishydrose), bei der Schuppenflechte (der Psoriasis), bei der Pickelkrankheit (der Akne juvenilis) oder auch bei der Allergie im engeren Sinne. Wie die Haut es allerdings fertig bringt, Seelisches in

Form von Krankheit auszudrücken, das ist uns ziemlich schleierhaft geblieben, zumal an faßbaren physiologischen Mechanismen nicht viel mehr dahintersteht als: Veränderung der Blutströmung, Strömungswiderstände elektrischer Natur oder etwa die so simpel erscheinende Schweißsekretion. Als ein später Vertreter der naturhistorischen Schule sieht Conrad Heinrich Fuchs (1803–1855) die Haut noch als einen getreuen Spiegel für all die krankhaften Ablagerungen des Blutes, der Galle, der Milz und des Urins. Sein Werk konnte allerdings keinen Einfluß mehr auf die Dermatologie seiner Zeit nehmen, die bereits von den grundlegenden pathologischen Untersuchungen eines Ferdinand Hebra (1810–1880) geprägt war und auf dieser Basis immer konsequenter unter naturwissenschaftlichen Kriterien gestaltet werden sollte.

Gleichwohl hat die an den Körperflüssigkeiten orientierte Heilkunde noch bis weit in das 19. Jahrhundert hinein Breite und Dichte des Phänomens »Haut« erfassen und auch in seiner psychischen Dramatik beschreiben können. In der Volksmedizin ist die Haut immer ein Organismus sui generis geblieben, in dem sich besonders lebhaft die Identität einer Persönlichkeit zu spiegeln vermochte und an dessen Fläche sich auch alle Entgleisungen ablesen ließen. Dieser Aspekt mußte innerhalb der auf naturwissenschaftliche Aspekte reduzierten Medizin und Heiltechnik erst wieder neu entdeckt werden.

Nicht vergessen darf man an dieser Stelle die Leistungen des Leipziger Physiologen Ernst Heinrich Weber (1795–1878), der die Sinnesleistung der Haut quantitativ zu erfassen vermochte, dabei aber auch erstmals die Haut wieder als differenziertes Sinnesorgan zum Bewußtsein brachte. »Unsere Sinnesorgane sind«, so schreibt er in »Der Tastsinn und das Gemeingefühl«, »nicht nach innen, sondern nach außen gerichtet, damit die Seele die Eindrücke der äußeren Welt empfinge, wobei sie sehr gestört werden würde, wenn die Vorgänge in unserem Inneren immerzu ihre Aufmerksamkeit auf sich zögen.« Die Haut verweist nach außen, zum Partner, auf die Welt; sie ist unser Fenster zur Wirklichkeit wie auch zur Seele.

Was Physiologen wie Kliniker seit Jahrhunderten fasziniert hatte, wird nun auf eine wissenschaftliche Basis gestellt. Von den Franzosen Broc und Jacquet war 1891 der Begriff der »Neurodermitis« geprägt worden. Der deutsche Neurochirurg Otfrid Foerster konnte von »Gefühlsnerven« sprechen. Henry Head sprach 1905 von einem »protopathischen System«, dem er ein »epikritisches« überordnete. Das »höhere« epikritische System ist normalerweise in der Lage, das »primitivere« protopathische System zu hemmen. Erst ein Fehlen dieser Hemmung soll dann all die Überempfindlichkeiten bewirken, die Hyperpathien, die sich auf dem Gebiete der Haut so besonders empfindlich zu äußern vermögen. In diesen Zusammenhang verweist dann auch die Einführung des Begriffs »Allergie« durch Pirquet im Jahre 1906. Man sah sich nunmehr in der Lage, die klinische Änderung der Reaktionsfähigkeit des Organismus, und zwar sowohl in zeitlicher, in quantitativer als auch in qualitativer Beziehung zu erfassen und damit auch ihrem psychischen Aspekt wissenschaftlich näherzutreten.

Vor mehr als sechzig Jahren erschien im »Archiv der Dermatologie« (1926) ein Artikel von W. Th. Sack »Die Haut als Ausdrucksorgan«, der damals viel Aufsehen erregte. Da wurde auf die vielfältigen seelischen Vorgänge aufmerksam gemacht, die wir beim Erröten und beim Erblassen finden, bei der Gänsehaut und beim Schwitzen, beim Haarausfall und bei den Pigmentverlagerungen, bei Glanz, Glätte und Farbe der Haut.

Auf diese erstaunlichen Relationen hatte in großer Eindringlichkeit auch schon Charles Darwin aufmerksam gemacht, als er in seinem ebenso geistvollen wie kenntnisreichen Spätwerk »Der Ausdruck der Gemütsbewegungen« (1874) die subtilen Zusammenhänge zwischen den animalischen Gemütsäußerungen und den Hautanhangsgebilden beschrieb. Darwin schließt seine Studie mit der Bemerkung, »daß die Philosophie unseres Gegenstandes die Aufmerksamkeit, welche sie bereits von mehreren ausgezeichneten Beobachtern erfahren hat, wohl verdient und sie besonders seitens jedes fähigen Physiologen wohl noch mehr verdiente«.

Es war vor allem zu allen Zeiten die *Schönheit der Haut*, die zum Ausdruck des ganzen Menschen wird. Schönheit der Haut – schreibt Hufeland 1789 in dem damals von der ganzen gebildeten Welt gelesenen »Journal des Luxus und der Moden« –, »Schönheit der Haut ist nicht mehr und nichts weniger als Gesundheit der Haut, eine reine Abspiegelung der inneren Harmonie des Körpers in seine Oberfläche – wenn ich so sagen darf – die sichtbare Gesundheit«.

Die Lehre von der kranken Haut

Vor dem Hintergrund der Physiologie, der »res naturales«, dem Normalzustand sozusagen, können wir nun auf die »res contra naturam« eingehen, die Erkrankungen der Haut. Seit alters kennt man die Pusteln und Finnen, die Blattern und Schorfe, Bräune und Brand und das wilde Feuer, den Grint und die Borken, Runzeln und Warzen. Die Schabe verursacht nicht nur die zum Kratzen verführende Krätze, sondern ist auch das, was einen so schäbig macht. Von alters her galt besonders die Krätze (scabies) als schmutziger Ausschlag, eine schäbige Angelegenheit, die man als Schande empfand und – ähnlich wie die Syphilis – zu verheimlichen trachtete. Im 17. Jahrhundert erst hatte man ihre Ursache in kleinen Tieren, einer Art von Milben, gefunden, von denen übrigens auch schon im 12. Jahrhundert der arabische Arzt Avenzoar aus Sevilla gesprochen hatte und ganz ähnlich die gelehrte Äbtissin Hildegard von Bingen.

Das Alte Testament, und zumal das Buch Hiob, sprechen von Krankheiten der Haut. Die Haut schrumpft zusammen und eitert; sie schwärzt sich und fällt ab. »An meiner Haut«, klagt Hiob, »klebt mein Gebein!« Solche Krankheiten waren Ausflüsse innerer Zustände, Ausschläge, die auch »nach innen schlagen« konnten. Sie erscheinen als Selbsthilfe der Natur, die vergifteten Säfte unter Verkrustungen auf der äußeren Decke abzulagern.

»Allergie« ist somit nur ein Zeichen: daß einem nicht wohl ist in seiner Haut; daß man sich zu wehren hat gegen etwas, das man als fremd empfindet, und seien es nur Gräser oder Früchte oder Farben, die synthetische Kleidung oder auch nur ein mißlicher Anblick. Die Haut steht im Alarmzustand: in Notwehr gegen die »Fremdstoffe« der Welt.

Dieser Leib des Menschen nun, »wie er verfaßt ist: Haut und das darin«, wird vielfältig korrumpiert, da auch er mit der

Zeit verwittert; er wird vor allem durch die drei pathogenetischen (krankheitsverursachenden) Prinzipien des »Mercurius«, »Sal« und »Sulfur« angegriffen. Paracelsus spricht von der »Öffnung der Haut«, wenn das salzige Prinzip die »Löcher des Leibes« frißt. So entstehen »mißgewechs« und »geil fleisch«, »moderschwammen« und »letdrüsen«. Sie sehen dem gleich, woraus sie gewachsen; »denn es ist an dem Ort ein Mißgewächs, da da etlichs Teils seinem rechten Teil gleich sieht«. Aus dieser Zeichenlehre kommt auch die Therapie: »Der nun heilen will dieses Rost, der muß zugleich sein als ein Alchimist«, das heißt, er muß die Prinzipien der Natur kennen und aus dem »Licht der Natur« zu behandeln wissen.

Das dritte Kapitel des Paracelsus-Fragments »Von Öffnung der Haut« beginnt daher folgerichtig: »Darum lautet ein alter Spruch unter den Gelehrten: wo der Philosophus aufhört, da fanget der Arzt an.« Die Philosophie, was hier Naturkunde heißen will, gibt lediglich die »Anzeigung«, das heißt, sie »erkennt« die Natur, während der Arzt daraus und darüber hinaus erst den »Grund der Heilung« findet, das heißt: sich selber die Voraussetzungen zu schaffen hat für sein eigenes therapeutisches Vorgehen, für den ärztlichen Eingriff, dessen Ziel nicht mehr Naturwissen ist, sondern ganz schlicht, »zu wenden die Not«.

Eine klassische Hautkrankheit fand das Abendland vor allem im Aussatz, der Lepra. Den Weg durch das mittelalterliche Europa bezeichnen die Leprosorien, die Siechenhäuser. Jeder Flecken besaß damals sein Isolierhaus, meist dem hl. Georg geweiht. Die Lepraschau gehört zu den offiziellen Maßnahmen der ersten öffentlichen Gesundheitsdienste. War das Studium der Haut im Mittelalter auf die Lepra konzentriert, so dominiert mit der Neuzeit die Syphilis, diese »neue und unerhörte Krankheit«, die ein Volk dem anderen in die Schuhe schieben und auf den Pelz wünschen wollte (daher die »französische Krankheit«, das »italienische Übel«, das »spanische Leiden« usw.).

Fracastoro hat bereits im 16. Jahrhundert die Syphilis lyrisch wie drastisch besungen, wozu ich nur eine Strophe herausgreifen darf: »Säure bricht den Schutz der Decke / Eiterpusteln rings entstehen, / Sie entstellen schlimm das Antlitz, / Sie entstellen Brust und Bauch... Manchmal sind's auch fressend' Schwären, / Die da Haut und Fleisch zernagen, / Bis zuletzt der nackte Knochen / Gräßlich uns entgegenstarrt.« So geht es weiter in insgesamt 2500 Versen! So wie die Haut – wenn sie gesund und schön ist – uns erotisieren kann, sie drängt uns zur Verbindung, ist geradezu das Medium des »Verkehrs« –, so kann sie, erkrankt, uns auch abstoßen und Verbindungen wieder abbrechen lassen oder sie gar zerstören.

Für den diagnostizierenden Arzt wird nun diese Haut noch einmal zu einem ganz spezifischen Spiegel. Der Arzt achtet auf Röte oder Blässe, Behaarung oder Ausschläge. Er fühlt die Temperatur, die Feuchtigkeit. Er beachtet den wechselnden Ausdruck der Mimik, die Symmetrie des Gesichtes. Er schaut auf die Augen selbst, die Pupillen, ihre Lichtreaktion, auf das Weiße im Auge. Er besieht die Zunge, den Rachenraum. Da sind die Schwellungen an der Haut oder über den Gelenken. Sie können lokalisiert erscheinen oder sich generalisieren. Man spricht von Auftreibungen und Wölbungen oder Verknotungen, etwa an vergrößerten Lymphgefäßen. Da erscheint eine ganze große Gruppe von Hautveränderungen, die man als Ekzeme umschreibt und die wiederum trocken oder nässend sein können.

Ein modernes Lehrbuch der »Organpathologie«, wie das von Wilhelm Doerr (1974), bringt im Kapitel »Haut« eine ganze Kategorientafel sorgfältiger Beschreibungen, aus der wir nur einige Beispiele herausgreifen:

1. *Kallus, Tyloma*, die Schwiele, bildet sich bei jedem hierzu disponierten Menschen an Hautstellen, die z.B. Druckbelastungen oder chemischen Reizen ausgesetzt sind. Es lie-

gen hier z. T. extreme Hyperkeratosen, evtl. kombiniert mit Epidermisatrophien, vor. Zu diesen Schwielen gehört auch das Hühnerauge (Klavus), das vorwiegend über den Zehengelenken und Fußwurzelknochen auftritt. Es bilden sich hier sehr starke Hyper- und Parakeratosen bei gleichzeitiger zentraler Atrophie der Epidermis aus, so daß eine reißnagelförmige Hornlamellenanordnung resultiert (Leichdorn).

2. Das *Molluscum contagiosum* ist eine virusbedingte, gewöhnlich in der Kindheit im Gesicht, am Hals und an den Füßen und Händen auftretende Krankheit, die aus mehreren hanfkorn- bis erbsengroßen kugelförmigen Knoten mit einer leichten zentralen Eindellung besteht.

3. Weitere Viruserkrankungen der Epidermis sind die *Warzen*, bekannteste Form die *Verruca vulgaris*, die überall, aber besonders an den Händen vorkommt. Sie sind bei Erwachsenen häufiger als die flache Form, *Verruca plana*, die besonders bei Kindern im Gesicht und an den Händen gefunden wird.

Eine der häufigsten Hauterkrankungen überhaupt ist das *Ekzem* (ekzeo = ich koche). Es stellt die vom Gefäßnervensystem und dessen Erregungszustand abhängige Antwort der Haut auf ein Allergen in einem sehr weiten Sinne dar. Die Allergeneinwirkung kann von außen oder von innen erfolgen. Das klinische Bild ist durch seinen Formenreichtum gekennzeichnet. Es liegt eine nicht infektiöse, entzündliche Hauterkrankung vor, bei der makulöse, papulöse Veränderungen, Lichenifikationen und Ödem bestehen. Da gewöhnlich Juckreiz vorhanden ist, kommt es häufig zu oberflächlichen Epitheldefekten, Krustenbildungen und sekundären Infektionen durch Kratzen.

Der *Pemphigus vulgaris* tritt meist vom 4. Lebensjahrzehnt an gleichmäßig bei Männern und Frauen auf; er ist eine schwere Krankheit, die in 50 % der Fälle zum Tode führt. Er ist realtiv selten. Der Pemphigus ist gekennzeichnet durch plötzlich aufschießende Blasen, die von einem kleinen entzündlichen Hof umgeben sind. Manchmal sind die ersten Blasen an der Mundschleimhaut vorhanden (Magen- und Darmkanal können ebenfalls befallen sein).

Eine auch in unserer Zeit noch gefürchtete Krankheit sind die *Pocken (Variola)*. Es handelt sich bei ihnen um eine bläschenförmige Erkrankung, der ein zunächst makulöses, dann papulöses Stadium vorangeht. Die Krankheit breitet sich in der Reihenfolge Gesicht, Stamm und Extremitäten aus. Die zunächst intraepithelialen, später aber subepithelialen Bläschen sind halbkugelig, überlinsengroß, mit einer kleinen zentralen Delle versehen und haben zunächst einen klaren, später einen trüben eitrigen oder hämorrhagischen Inhalt. Ist der Inhalt von vornherein hämorrhagisch, so liegt die bösartige Form, die »*schwarzen Blattern*« vor (Letalität 70 bis 80%). Die Blasen trocknen ein, platzen, es bilden sich Krusten, unter Abstoßung der Blasenreste und Krusten kommt es zu tiefen Vernarbungen (Pockennarbe).

Der *Herpes zoster* (zoster = Gürtel), die *Gürtelrose*, tritt zunächst knötchenförmig, dann bläschenförmig gruppiert im Verteilungsbereich eines oder mehrerer Nerven, z. B. des Trigeminus, auf. Die Knötchen sind hellrot, die Bläschen entsprechen im Aussehen den Herpes-labialis-Blasen. Der Blaseninhalt ist zunächst serös, dann eitrig. Dabei klingt die umgebende Rötung ab. Selten kommt es zur umschriebenen Gangrän mit nachfolgenden Narben.

Unter den Pilzerkrankungen der Epidermis und ihrer Anhangsgebilde besonders erwähnt werden die *Epidermophytien, Trichophytien* und *Mikrosporien*. Sie sind äußerst häufig, man rechnet mit einer Durchseuchung bis zu 90% der Bevölkerung. Epidermophytien treten besonders im Genitokruralbereich, in Axillen, Brustumschlagsfalten und am Gesäß auf; sie bestehen aus rötlichen Flecken, die sich peripher ausbreiten und zentral abheilen. Sie finden sich weiter an den Händen und Füßen, bei diesen als Zwischenzehenmykose zwischen

3. und 4. Zehe, teilweise als rein schuppende Erkrankung mit Abstoßung weißlicher Lamellen oder Bläschen.

Ein Hauptvertreter von Epidermis-Krankheiten ist die *Psoriasis (Psora, gr. = Räude)*, die Schuppenflechte. Sie ist nach dem Ekzem die häufigste Dermatose (etwa 3 % der Bevölkerung). Sie besteht in einem großen Hornschuppen tragenden Erythem, wobei die Schuppen bröckelig, spanartig sind, sie erinnern an Paraffinschuppen, wie man sie etwa durch Kratzen mit einem Fingernagel erhält. Beim Entfernen der Schuppen bleibt ein Epithelüberzug bestehen, durch welchen das hochgradig gerötete Corium durchscheint. Bei Befall der Hände und Füße sind die Nägel häufig beteiligt.

Geradezu uferlos sind die Farbgebungen und Farbstimmungen der erkrankten Haut, eine überaus reiche Symptomatologie und eindeutige Wege zur Diagnostik: von der natürlichen Tönung angefangen über alle saison- und modebedingten Modifikationen bis zu den pathologischen Erscheinungen der Rötung. Und auch diese Rötung wieder: ist sie bedingt durch die Sonne oder durch eine innere Errötung? Lichtenberg hat einmal die Frage gestellt, ob wohl ein Mädchen im Dunkeln rot werden könne? Ist die Rötung ein Symptom hitziger Debatten oder eines Erhitztseins infolge fieberhaften Infektes?

Dasselbe gilt nun auch für die Exantheme, denen eine umschriebene Gefäßreaktion zugrunde liegt, d. h. eine Erweiterung der Gefäße durch Blutgifte, allergische Prozesse, Reaktionen auf Intoxikationen durch Nahrungsmittel oder aber durch Infekte selbst, die wiederum je ihr typisches Exanthem bilden, das dann sofort signifikant wird für die Diagnose. So diagnostiziert der Arzt etwa den Scharlach, die Masern, Roseolen, Typhus und Fleckfieber. Dabei können die Veränderungen auf der Haut grobkörnig sein oder kleinfleckig, zackig begrenzt oder mehr gerundet, so groß wie ein Stecknadelkopf oder wie ein Reiskorn (alles das sind, wenn nicht termini technici, so doch Ausdrücke einer spezifischen Fachsprache). Sie sind flach oder erhaben, laufen über den Bauch oder den Rükken, oder sie lokalisieren sich noch strenger nach genauer pathognomonischer Bedeutsamkeit.

Ist eine solche Veränderung an der Haut nun erhaben und umschrieben, so spricht man von einer Papel. Ist sie flach und fleckenförmig, hat man eine Macula vor sich. Sie kann als Bläschen oder Vesicula imponieren oder auch als Quaddel. Sie bildet eine dicke Blase (bulla), und sie kann als Pustel (pustula) mit Eiter gefüllt sein.

GION CONDRAU

Psychosomatik
der Hautkrankheiten

Während vor nicht so langer Zeit die Dermatosen im Bereich der Psychosomatik noch kaum beachtet wurden, Psychosomatiker und Dermatologen kaum zu einer Zusammenarbeit zu bewegen waren, hat sich dies heute grundsätzlich (wenn auch noch nicht im gewünschten Ausmaß) geändert. Immerhin wird der seelischen Bedeutung krankhafter Hauterscheinungen vermehrt auch in wissenschaftlichen Schriften Rechnung getragen. Die Zahl der Monographien, die sich diesem Thema widmen, hat zugenommen, ebenso deren Berücksichtigung in den großen Lehrbüchern der Psychosomatik (weniger in jenen der Dermatologie). Zumindest können wir feststellen, daß sich auch immer mehr Hautärzte selbst der Frage nach psychosomatischen und psychosozialen Ursachen der Hautkrankheiten zuwenden, wenngleich die naturwissenschaftliche Medizin und speziell die genetische Forschung Fortschritte melden, die möglicherweise zu neuen Erkenntnissen führen. Die Dermatologie als eigenes Spezialfach der Medizin ist relativ kurzen Datums; sie wurde erst vor ca. 100 Jahren eingeführt. Gleichzeitig mit den neuen Erkenntnissen wird aber in den letzten Jahren auch eine Zunahme von Hautkrankheiten aller Art festgestellt, teilweise, so paradox dies klingen mag, durch eine zivilisatorisch bedingte übertriebene Hauthygiene durch Reinigungsrituale, durch die Anwendung von Kosmetika, natürlichen und künstlichen Bräunungspraktiken, da eine gesunde Haut angeblich auch ästhetisch schöner und besser aussieht, durch Zunahme der Allergene in unserer Umwelt, und vieles andere mehr.

Wenn ein Mensch von sich sagt, er fühle sich nicht wohl in seiner Haut, dann ist damit kaum ein lediglich körperliches Unbehagen gemeint. Vielmehr dürfen wir annehmen, er fühle sich ungemütlich, besorgt, bedrückt, er habe möglicherweise Angst-, Scham- oder Schuldgefühle. Die Haut ist eben nicht nur ein Körperorgan, sondern ein bedeutendes Bindeglied zwischen dem Menschen und seiner Welt. Als solches dient sie der mitweltlichen und damit der mitmenschlichen Kommunikation, denn des Menschen Leib hört ja nicht an der Hautoberfläche auf. Sonst wäre jegliche Beziehung, jegliches Ansprechbar-Sein und Antworten-Können unmöglich. Es erstaunt daher nicht sonderlich, daß mitmenschliche Beziehungsstörungen auch in Erkrankungen der Haut zum Austrag kommen.

Damit sind wir bereits bei der psychosozialen Bedeutung der Hautkrankheiten angelangt. Der mitmenschliche Bezug derselben ist wohl offensichtlicher als jener der meisten anderen Krankheiten. Ein Mensch, der an Migräne leidet, der Magendarmkranke, ja selbst ein Asthmatiker kann sein Leiden verbergen. Beim Hautkranken ist es offenkundig: er zeigt sich als solcher, ob er dies will oder nicht. Die Sozialpsychologie hat denn auch zu Recht nicht nur den Kranken selbst mit seiner Selbstwertproblematik in ihre Forschung einbezogen, sondern auch den »Betrachter«, die Kontaktperson bzw. das Umfeld des Patienten. Es sei hier nur auf zwei besonders eindrückliche Arbeiten hingewiesen, welche die soziale Situation der Hautkranken beleuchten. Hans-Joachim Schubert (1989), dessen Buch u. a. eine ausführliche Literaturübersicht zum Thema beinhaltet, gibt eine umfassende Darstellung der bisherigen Forschungsentwicklung und den derzeitigen Forschungsstand zur Frage der Bedeutung psychosozialer Faktoren bei Hauterkrankungen. Besondere Berücksichtigung erfahren Psychodiagnostik und Evaluation psychologischer Interventionen bei bestimmten dermatologischen Störungen, die er in drei Untergruppen einteilt:

1. Dermatosen als unmittelbare Folge psychischer Störungen,

2. multifaktoriell bedingte Dermatosen, deren Verlauf durch psychische Faktoren entscheidend beeinflußt werden kann,

3. psychische Beeinträchtigungen aufgrund von Dermatosen mit entstellendem Charakter.

Zur ersten Gruppe zählen Erkrankungen, »die eindeutig auf psychische Probleme und Erkrankungen zurückzuführen sind«, beispielsweise selbstinduzierte Hautläsionen, sogenannte artefacta, das Haarausreißen (Trichotillomanie), Hautveränderungen infolge Zwangshandlungen (beispielswiese beim Waschzwang, beim Berührungszwang usw.). Zur zweiten Gruppe zählen praktisch alle Hautkrankheiten, besonders erwähnt werden die chronische Urtikaria, das atopische Ekzem, die Alopezie (Haarausfall), die Akne vulgaris und die Psoriasis. Im dritten Bereich finden sich dieselben Erkrankungen mit besonderer Betonung ihrer sozialen Bedeutung im näheren und weiteren mitmenschlichen Umfeld. Von besonderer Bedeutung ist, wie bereits angedeutet, das Gefühl, »entstellt zu sein«, damit verknüpft die Vorwegnahme von Ablehnung und Ekelreaktionen bei anderen Menschen (Hünecke und Bosse). Die Sichtbarkeit der Symptome veranlaßt zudem andere Menschen zu häufigerem und intensiverem Hinschauen, was wiederum zu fast »paranoiden« Reaktionen, zu einer zumindest gesteigerten »Überschätzung des Störungswertes der Hauterscheinungen«, zu erhöhter sozialer Ängstlichkeit und Erwartungsspannung führen kann. Dazu gesellt sich nicht selten eine als Abwehr zu deutende exhibitionistische Tendenz von Hauterkrankten, ihre Symptomatik im Sinne des »Du mußt mich trotzdem lieben« darzustellen.

Schubert berichtet über eigene Beobachtungsstudien an Hautkranken, wobei er sich der sog. Zeitreihenanalyse als Auswertungsmethode bedient, was neben der Klärung der Frage nach dem Zusammenhang zwischen psychosozialen Faktoren und dem Krankheitsverlauf der betreffenden Hauterkrankungen auch Aufschlüsse über die zeitliche Beziehung zwischen psychosozialen und störungsspezifischen Variablen ergab. Zu ähnlichen Ergebnissen führten Untersuchun-

gen von Klaus Bosse und seinen Mitarbeitern (1976). Die
stärkste Ablehnung erfahren Hautgeschädigte im Bereich der
erotisch-sexuellen Zuwendung, wobei allerdings die diesbezüglichen Befürchtungen größer sind als die Realität. Von
Interesse sind hier besonders die Verhaltensstrategien der
Ärzte ihren Hautkranken gegenüber. Der Arzt erfährt im
täglichen Umgang mit diesen »zwangsläufig eine Diskrepanz
der Normenvorstellungen und Erwartungen von seiten des
Patienten einerseits sowie von seiner Warte als Diagnostiker
und Therapeut andererseits«. Und doch entgeht ihm auf die
Dauer die Verunsicherung des in seinem Äußeren geschädig-
ten Menschen nicht, selbst dort, wo es sich oberflächlich betrachtet um »Kleinigkeiten« und »Banalitäten« handelt. »Hat
er etwas Zeit für seinen Patienten und bietet diesem Gelegenheit, von sich zu sprechen, so hört er im Klartext oder zwischen den Zeilen, daß eine Narbe, ein Haarausfall oder ein
kleines Muttermal genau wie eine entstellende Hautkrankheit
des gesamten Körpers oft genug tiefgreifende Störungen der
Persönlichkeit beim Betroffenen selbst, sowie auch für seine
Beziehungen zur Umwelt verursachen.« Dazu kommen geschlechtsspezifische Unterschiede. Eine »legale«, sozial aner-
kannte Narbe, zum Beispiel nach einem Autounfall, wird
dem Mann eher zugebilligt und wird ihn weniger veranlassen,
über die kosmetischen Folgen zu klagen, als es die in gleicher
Weise betroffene Frau tun wird. Auch dies hat therapeutische
Konsequenzen. Die geschlechtsspezifischen Erfahrungsbe-
reiche sind zu berücksichtigen, aber auch die sozialen und
alters- wie situationsbedingten. Zu Beginn eines Gesprächs
muß der Arzt dem Patienten das Gefühl zu vermitteln suchen, daß er sich in seine Lage versetzen kann; er erwirbt so
Vertrauen und die Basis für eine weitere Zusammenarbeit.
Dann kann er möglicherweise dem Patienten zumuten zu ertragen, daß er als Arzt sich auch in die Rolle der Umwelt, d. h.
des Partners versetzt und »umgekehrt beim Patienten um
Verständnis wirbt«. Damit ist die Voraussetzung für die
dritte Phase gegeben, die »neutrale«, »sachliche« Rolle des

Mediziners »mit den notwendigen Überlegungen und Anforderungen an den Patienten zu übernehmen«.

Damit ist im Grunde das psychosoziale Feld bereits verlassen. Die wissenschaftliche Auswertung statistischer Erhebungen ist zwar einerseits wichtig und für die weitere Forschung von eminenter Bedeutung, sie vermag aber über das eigentliche Wesen der Hauterkrankungen kaum etwas auszusagen. Gewiß kann manches, das für die Ätiologie (für die Entstehung) der Krankheiten maßgebend ist, biographisch erfaßbar werden. Ebenso können therapeutisch relevante Faktoren daraus abgeleitet werden. Was dieser Betrachtungsweise aber eindeutig fehlt, das ist die Einbeziehung der Erkrankung in die persönliche Individualität und Existenz des Kranken. Die Erfassung psychosozialer Elemente eines Krankheitsgeschehens mittels Testverfahren und Statistik muß notwendigerweise an der Oberfläche bleiben, wenn nicht auch versucht wird, dem *Phänomen* selbst auf den Grund zu gehen. Was ist das aber: das Phänomen?

Im allgemeinen medizinischen Sprachgebrauch wird »psychosozial« mit »psychosomatisch« gleichgesetzt, letzteres wiederum mit »psychogenetisch«. Diese Sprachregelung ist im Grunde sehr verwirrend. Beim Psychosozialen wird das Gewicht auf das »Soziale«, d. h. das gesellschaftlich Relevante verlegt, beim Psychosomatischen auf das »Psychische« und beim Psychogenetischen auf das »Genetische«. Alle diese Ausdrücke verweisen aber auf eine Dualität: auf die Zweiheit von Körper und Seele. Sowohl die psychosoziale Bestimmung menschlichen Krankseins wie auch die psychosomatische und erst recht die psychogenetische stellen zudem das Prinzip von Ursache und Wirkung in den Vordergrund. Ursache und Wirkung gibt es aber strenggenommen im Bereich des Menschlichen nicht, sondern lediglich – und auch dort nicht mehr sicher – im Bereich des Nicht-Lebendigen, des Anorganischen. Werden Dermatosen als psychosozial, psychosomatisch oder psychogen betrachtet, dann gilt, daß

soziale Gründe für die psychische Konflikthaftigkeit verantwortlich sind und psychische Gründe für die somatische
Krankheit, was sich in der Wortwahl eindeutig niederschlägt.
Heute müßte man hier anders vorgehen, eben phänomenologisch. Das heißt, daß der Mensch in und mit seiner Krankheit
ganzheitlich gesehen wird. Der Mensch *hat* demnach nicht
eine Krankheit, wie man etwa ein Kleidungsstück oder einen
Hund »hat«; er *ist* vielmehr seine eigene Krankheit. Oder anders gesagt: sein Kranksein erzählt uns von ihm selbst. Eine
phänomenologisch orientierte Krankheitslehre fragt demnach nicht lediglich nach ätiologisch-biographischen Mo-
menten, nicht nur nach einer zeitlichen Koinzidenz somati-
scher und psychischer Störungen, sondern vor allem nach der
Bedeutung, die der Krankheit zugrunde liegt und diese ausmacht. Diese nämlich gibt Auskunft über das Wesen der faktischen Störungen menschlichen Seins.

Während die Psychoanalyse uns manche Hinweise zu einer
tiefenpsychologischen Psychosomatik liefert, geht es der Daseinsanalyse – einer Weiterentwicklung der Freudschen
Psychoanalyse unter dem Einfluß des deutschen Philosophen
Martin Heidegger und dessen »Daseinsanalytik« – um die Erhellung des jeweils gestörten Weltbezugs, in welchem sich das
Dasein zu einem gegebenen Zeitpunkt aufhält. Man nennt
dies in der Sprache der Psychosomatik die *Organwahl*. Darunter ist allerdings nicht etwa zu verstehen, daß sich der
Mensch ein Organ zur Darstellung seines Weltbezuges »aus-
wählt«, sondern vielmehr, daß das Dasein seine Krankheit in
diesem oder jenem »Organ« austrägt. Bisher glaubte man, die
sogenannte Organwahl lasse sich aus einer besonderen (meist
unbewußten) Konfliktsituation heraus erkennen, oder sie beruhe in einem bestimmten Persönlichkeitstypus, oder sie lasse
sich von einer Organminderwertigkeit ableiten. Heute weiß
man jedoch, daß es keine spezifischen Konfliktsituationen
gibt, keine besonderen Persönlichkeitsmerkmale, schon gar
keine sicheren Anzeichen einer Organminderwertigkeit, welche zwingend die Organwahl bestimmen. Selbst das Zusam-

mentreffen aller möglichen Faktoren gibt noch kein eindeutiges Bild, sowenig wie die Summe verschiedener Teile das Ganze eines Gemäldes ausmachen kann.

Wir müssen somit auf den Ursprung unserer Frage zurückkommen, nämlich auf die Bestimmung des Wesens der *Haut* für die menschliche Existenz. Von dort her können wir auch die verschiedenen Störungen des mit der Haut verbundenen Weltbezuges verstehen. Wenn von Weltbezug die Rede ist, dann muß dieser immer in Zusammenhang mit der Bestimmung gesehen werden. Ein für die Psychosomatik, sofern sie phänomenologisch betrachtet wird, wichtiger Satz lautet: Jeder Weltbezug ist immer schon vorbestimmt. Es gibt keinen unbestimmten Weltbezug, da auch die schale, fahle und gleichgültige Unbestimmtheit eine Form von Stimmung ist. Folglich muß man nochmals die bereits bekannten »Funktionen« der Haut daraufhin abfragen, in welcher Weise sie welchen Weltbezug zum Ausdruck bringen. Für uns von Wichtigkeit sind vor allem folgende Feststellungen:

1. Die Haut ist ein *Kontakt-* und *Grenzorgan*, das auf eine Beziehung hinweist.

2. Als solches *Beziehungsorgan* hat es Anpassungs- und Vermittlungsfunktionen, aber auch Schutz- und Abwehrfunktionen, wozu auch die Stoffwechselfunktionen gehören.

3. Die Haut ist *Sinnesorgan* und als solches *Ausdrucksorgan* für Emotionen (Erröten, Erblassen, Schwitzen, Gänsehaut vor Scham, Angst, Wut etc.) und *Eindrucksorgan* (ästhetische Momente).

4. Die Haut ist *Organ für Thermoregulation und Atmung*. Als solches ist sie wiederum von lebenswichtiger existentieller Bedeutung. Als lebenswichtiges Organ, im Volksmund »Spiegel der Seele« genannt, ist die Haut die erste und letzte Kontaktzone des menschlichen Leibes zur Umwelt und dementsprechend besonders verletzlich.

Die nun folgenden Beispiele erheben keinen Anspruch auf Vollständigkeit hinsichtlich der Vielfalt möglicher Hauterkrankungen. Zudem beschränken sie sich auf eindeutig psychosomatische Störungen, da wir ja kein dermatologisches Nachschlagewerk herausgeben wollen. Uns interessieren hier besonders die psychosozialen, die phänomenologischen und schließlich die psychotherapeutischen Fragen, die in Zusammenhang mit Hautkrankheiten auftauchen.

Die Angst zu erröten

Inwiefern das Gefühlsleben des Menschen seinen sichtbaren körperlichen Niederschlag in der Haut findet, zeigt sich an einem Symptom, dem zwar im allgemeinen kein eigentlicher Krankheitswert zugeschrieben wird, das aber in vielen Fällen für den Betroffenen höchst unangenehm wird und sich gelegentlich so steigern kann, daß die persönliche Lebensqualität in schwerster Weise betroffen ist. Im Fachjargon nennt man sie Erythrophobie, vom griechischen erythros (rot) und phobos (Furcht) abgeleitet: also die Angst vor dem Erröten. Daß es sich dabei um eine vordergründige Definition handelt, liegt auf der Hand. Die Patienten empfinden ja nicht die Angst als abnormal oder krankhaft, sondern das Rotwerden. Dies, obwohl der Volksmund genau weiß, daß beim Rotwerden bestimmte Gemütslagen sichtbar werden: vor allem Angst, Scham, Schuldgefühl oder mehr vordergründig schlicht emotionale Erregtheit wie Wut, aber auch Freude. In den gleichen Bereich gehören auch übermäßige Schweißabsonderungen, die durch Angst bedingt sind, sowie die ständige Befürchtung von Blamage und Erniedrigung, begleitet von der Überzeugung eigener körperlicher oder psychischer Minderwertigkeit. Wie immer bei den Phobien hat man auch für diese beiden Arten wohlklingende, aus dem griechischen abgeleitete Namen erfunden: Idrophobie für das Schwitzen, Skoptophobie bis Scham-Angst (skoptein = auslachen). Die Skoptophobie beruht somit auf einer »Pathoaidoia«, auf der Scham vor der eigenen Krankheit. In all diese Formen spielen somit Beziehungsideen hinein, die im Extremfall zu einer regelrechten Anthropophobie (Menschenfurcht) führen können, zu einer krankhaften Scheu, die mit dem Namen Ostrakismus benannt wurde, was im Griechischen die Verbannung durch ein Scherbengericht bedeutet.

Sehen wir einmal von der Angst, der Wut oder auch von der freudigen Erregung ab, so finden wir wohl die spezifische Grundstimmung bei der Erythrophobie (und den verwandten Symptomen) im *Schamgefühl*. Eine phänomenologische Beschreibung des Krankheitsbildes hat demzufolge von der Frage auszugehen, was die *Scham* denn eigentlich sei.

Gefühle von Scham und von Verlegenheit sind in unserer Zivilisation so bekannt, daß es sich kaum lohnt, nach ihrem eigentlichen Wesen zu fragen. Kaum ein Kind wird erzogen, ohne daß es das eine oder andere Mal zu hören bekommt, es sollte sich doch »schämen«, dies oder das getan zu haben. Zumeist muß es sich schämen, weil es etwas Verbotenes getan hat, vor allem etwas, das sich nicht mit den Wertvorstellungen und sozialen Normen der Erzieher vereinbaren läßt. Als das wohl klassischste Vergehen wurde hauptsächlich in der christlich geprägten Welt die Masturbation betrachtet, wie überhaupt das Interesse an der Intimsphäre (die sich bezeichnenderweise mit der Geschlechts- und Sexualsphäre deckt) in einer puritanisch geprägten Welt verpönt war und es immer noch ist. Nicht von ungefähr wird die Genitalgegend mit dem Begriff »Scham« zusammengebracht; man spricht vom Schambein, vom Schamhügel (auch Venushügel genannt), von Schamlippen oder zumindest in lateinischer Terminologie von Pubis und Pudenda. Selbstverständlich gibt es noch andere Möglichkeiten, bei Verbotenem »ertappt« zu werden, beispielsweise beim Lügen oder Stehlen, also bei sogenannt »sozialen« Fehltritten.

Im Erwachsenenalter treten Schamgefühle gelegentlich auf, wenn eindeutige Fehlleistungen, etwa grobe Versprecher bei Rednern vorkommen. Bei Kranken und Alten stehen Schamgefühle oft in Zusammenhang mit dem Versagen der Ausscheidungsfunktionen. Allerdings sind dies nur vordergründige und oberflächliche Erscheinungen des Schamgefühls. Entwicklungspsychologisch werden verschiedene Momente

ins Feld geführt. Sigmund Freud setzte den Beginn von Scham-
gefühlen in Zusammenhang mit dem Ende der sogenannt phal-
lischen Phase und des Ödipuskomplexes. Andere Forscher
gehen von der Annahme aus, Schamgefühle seien angeboren
und würden auch ohne soziale Regeln oder besondere Erzie-
hungsnormen schon sehr früh in Erscheinung treten und das
ganze Leben andauern. Immerhin spielen kulturelle Regeln
sicher eine gewichtige Rolle, was mehrfach nachgewiesen ist
(H. Ellis; H. P. Duerr; A. Kunz; L. Wurmser). Léon Wurmser hat aber unmißverständlich darauf hingewiesen, daß »die
Natur von Scham und Schuld« – und damit meint er deren
Wesen – »nicht nur eine Frage der Psychologie (ist), sondern
der Ethik und damit der Philosophie«. Das Thema durch-
dringe die ganze Philosophie und Geistesgeschichte überhaupt. Allerdings findet er es erstaunlich, daß das Thema der
Scham einen geringen Platz im psychoanalytischen Schrifttum einnimmt, während es doch eine zentrale Stellung in der
Literatur – beispielsweise in allen Werken Dostojewskis, aber
auch in den griechischen Tragödien, bei den großen Roman-
dichtern, in den Dramen Shakespeares – einnimmt. Scham, so
Wurmser, ist die »verhüllte Begleiterin des Narzißmus«. Er
zitiert Balzac: »Mein Freund, Sie wissen nicht, wieviel Imper-
tinenz eine Frau wie meine Mutter in einen schützenden
Blick, wieviel Erniedrigung in ein Wort, wieviel Verachtung
in eine Begrüßung legen kann«; oder Dickens: »Wie sehr ich
mich als eine Null fühlte, die niemand beachtete und doch
jedem im Wege war«, und schließlich Nietzsche: »Die Ver-
düsterung des Himmels über dem Menschen hat immer im
Verhältnis dazu überhand genommen, als die Scham des
Menschen vor dem Menschen gewachsen ist.«

Nietzsche hat auch anderen Orts über die Scham geschrieben: sie sei erfinderisch. Es seien nicht die schlimmsten
Dinge, deren man sich am schlimmsten schäme. Ausführlicher hat sich aber Max Scheler mit der Scham auseinandergesetzt. Die häufigste Art der Scham ist die leiblich-sinnliche
Scham vor anderen. Sie beinhaltet eine Art der Entblößung.

Daneben gibt es eine andere Form: die Schamhaftigkeit. Diese betrifft nicht das Gefühl von etwas Vorgefallenem, dessen man sich schämen müßte, sondern eine Haltung, die den Menschen davor bewahrt, etwas zu tun, was man danach bereuen muß. Scheler nennt diese Scham behütend und warm. Phänomenologisch liegt nach Scheler im Begriff der Scham eine »eigentümliche Rückwendung auf sich selbst«. Wesentlich dafür ist aber nicht die Tatsache des »Gesehenwerdens«, des »Ertapptwerdens« an sich, sondern das Gefühl der unpassenden Situation. Eine sehr schamhafte Frau kann sich nackt einem Maler als Modell anbieten, kann sich vor einem Arzt als Patientin entblößen, kann sich bei einem Geliebten nackt, unbefangen und schamfrei bewegen. Solange sie sich als das angenommen fühlt, wofür sie sich auszieht, wird sie keine Scham empfinden. Stellt sich aber eine andere Situation ein, beispielsweise durch eindeutig-zweideutiges Verhalten des Malers oder des Arztes, wird sie Scham empfinden, ebenso wenn sie sich von ihrem Geliebten nicht mehr als Person angenommen fühlt, sondern lediglich als Sexualobjekt. »So erwächst alle faktische Scham aus einer offensichtlichen Verletzlichkeit einer intimen Individualsphäre durch *jede* Art von Öffentlichkeit und Allgemeinheit« (Rutishauser). Dies gilt natürlich im besonderen für den Bereich der Sexualität, der einerseits das Allgemeinste unseres Lebens ist, andererseits das Persönlichste und Individuellste, ja Intimste einer personalen Beziehung. Scheler spricht von der Scham als dem »natürlichen Seelenkleid« unserer gesamten Geschlechtlichkeit. Seine Definition lautet demzufolge: »Das Wesen des Schamgefühls ist einerseits Rückwendung des Individuums auf sich selbst und Gefühl einer Notwendigkeit des individuellen Selbstschutzes vor aller Sphäre einer Allgemeinheit, andererseits ein Gefühl, in dem sich die Unentschiedenheit der wertwählenden höheren Bewußtseinsfunktionen gegenüber Gegenständen, die auf das niedrigere, triebhafte Streben eine starke Anziehung äußern, als eine Spannung beider Stufen des Bewußtseins kundtun.« Scham richtet sich also nicht einfach gegen die Triebhaftigkeit, die Sexualität oder Nacktheit, auch nicht prinzipiell gegen das Gesehen-Werden, sondern nur gegen eine inadäquate Beziehung. Scham ist also ein Beziehungsphänomen par excellence. Es gibt somit eine *natürliche Scham*, die eine Schutzfunktion für das Individuum ausübt.

Die Schamröte

Von da ausgehend, wenden wir uns der Frage nach der unnatürlichen Scham zu, nach einer vom Individuum selbst wie auch von seiner Umgebung feststellbaren übertriebenen, ja krankhaften Schamhaftigkeit. Diese Art von Schamgefühl und Schamhaftigkeit hat u. a. H. E. Erikson beschrieben: Der sich Schämende glaubt, daß er unvorbereitet allen Augen ausgesetzt ist; er fühlt sich unsicher und befangen. So träumt man in Schamträumen, daß man unvollständig bekleidet, im Nachthemd oder ohne Hosen dasteht. »Scham drückt sich frühzeitig in dem Impuls aus, das Gesicht zu verstecken, am liebsten jetzt und hier in der Erde zu versinken. Der Schamerfüllte möchte die Welt zwingen, ihn nicht anzusehen oder seine beschämende Situation nicht zu beachten. Er würde am liebsten die Augen aller anderen zerstören. Statt dessen muß er seine eigene Unsichtbarkeit wünschen.« Dieses Gefühl wird im Erziehungssystem primitiver Völker ausgiebig benutzt; in manchen anderen Kulturen wird seine zerstörende Tendenz durch Methoden ausgeglichen, »das Gesicht zu wahren«.

Das »Gesicht wahren« kann aber gerade der Erythrophobe nicht. Der Blutandrang im Gesicht ist nicht nur das körperliche Pendant zur Scham, es ist die Verkörperung der Scham selbst, und durch den Bezug zur Umwelt wird das Gefühl der Scham noch einmal verstärkt. Es entsteht somit ein ungesunder Kreislauf, eine Potenzierung der Scham. Das Schamerröten wurde bekanntlich bereits von Darwin als eine der eigentümlichsten und menschlichsten aller Emotionsäußerungen beschrieben. Bei nichtmenschlichen Lebewesen ist das Phänomen nicht anzutreffen. Bei der Scham ist der Mensch sich seiner selbst bewußt. Sein gesamtes Bewußtsein ist plötzlich auf das eigene Selbst gerichtet und von diesem erfüllt. »Es ist, als ob etwas, das wir vor jedermann verbergen, plötzlich im vollen Licht der Öffentlichkeit steht. Gleichzeitig fühlen wir uns völlig unfähig und inkompetent«, sagt Izard. Wenn man vor Scham errötet, verliert man seine Geistesgegenwart; dazu mögen noch andere »Fehlleistungen« kommen, Stottern oder linkische Bewegungen. Schamröte verweist auf Demütigung, Niederlage, Verfehlung und Entfremdung.

Wie immer man das Schamphänomen und damit die Gesichtsröte zu erfassen versucht, der kommunikative Anteil darf nicht außer acht gelassen werden. Kein Geringerer als der Philosoph Martin Heidegger hat unmißverständlich darauf hingewiesen, daß das Schamrotwerden weder etwas Körperliches noch Psychisches ist. Phänomenologisch lasse sich das Rotwerden im Gesicht beim Schämen sehr wohl unterscheiden vom Rotwerden des Gesichtes bei Fieber zum Beispiel oder beim Eintritt aus einer kalten Winternacht in eine warme Hütte. Alle diese Arten des Rotwerdens geschehen im Gesicht, sind aber doch sehr verschieden und werden auch von uns im alltäglichen Mit- und Füreinandersein unmittelbar als unterschiedlich wahrgenommen. Wir »sehen« es dem Mitmenschen in der jeweiligen Situation an, ob er zum Beispiel verlegen ist oder aus irgendeinem Grunde lediglich erhitzt. Betrachtet man aber das Erröten lediglich als einen Ausdruck für einen seelischen Zustand, dann ist das Phänomen nicht als Ganzes erfaßt. Dies würde nämlich einen innerpsychischen Zustand voraussetzen, der dann sekundär zur körperlichen Erscheinung des Rotwerdens führte. Aber insofern wir im Erröten eine *Gebärde* sehen, erweist es sich, daß der Errötende auf den Mitmenschen bezogen ist (dies gilt auch dann, wenn er sich allein, d. h. im stillen Kämmerlein schämt; die Öffentlichkeit ist ja immer präsent, selbst in der Vorstellung).

Die Beziehung des Erythrophoben beruht vor allem auf dem Gefühl des Andersseins als die anderen. Er ist in seiner Haut isoliert, übermäßig empfindlich und verletzlich, beherrscht vom Bestreben, seine augenblicklichen Gefühle zu verbergen, »da sie absonderlich und, wie es die Kranken gerne nennen, lächerlich seien« (Polheim). Das Wesen der Erythrophobie liegt somit in einer *vorhergegangenen* Isolierung, auch wenn diese oft als Folge der Erkrankung mißdeutet wird. Nun geschieht aber etwas scheinbar Paradoxes: Die Selbst-Isoliertheit wird gerade durch das Erröten durchbrochen. Im Erröten wird die abgewehrte Seite der Persönlichkeit offenbar. Offenbar geschieht dies besonders dann, wenn der Isolierte angesprochen wird, wenn der Aufforderungscharakter der Umwelt dringender wird, wenn an die Beziehungsfähigkeit des Menschen intensiver appelliert wird. Das läßt individuellen und situativen Faktoren viel Raum offen. Es kann ein Entwicklungsschub sein wie etwa das Erwachen der Geschlechtlichkeit in der Pubertät, es kann mit einer Autoritätsangst verbunden sein. »Will man es anders ausgedrückt haben, tritt das Syndrom auf, wenn der Ansatz gemacht wird, die Schranke der Isoliertheit zu durchbrechen, diese Schranke, die stets geschlossen bleiben müßte. Dann also, wenn einmal… über die Beschränkung hinweg ein eruptiver Ausbruch aus der Isoliertheit in der spezifischen Form des Errötens (einer Blutwelle), die noch einzige Beziehungsmöglichkeit ist, erfolgte« (Polheim). Ausführlich hat sich u. a. auch Ludwig Binswanger mit dem Schamphänomen auseinandergesetzt. Im Erröten als einem mitweltlichen Phänomen zeigt die Scham dem anderen gerade das, was sie vor ihm verbergen will, das Geheimnis der Existenz.

Zur Therapie

Wegen des Errötens an sich wird nur selten ein Psychotherapeut aufgesucht. Dementsprechend ist das Krankheitsbild in der Literatur nur marginal anzutreffen. Immerhin habe ich in meiner Praxis einige Patienten kennengelernt, deren Leidensdruck so stark war, daß sie sich einer analytischen Therapie unterwarfen. Im einen Fall handelte es sich um einen 20jährigen Jura-Studenten, der mich zunächst wegen eines quälenden Gesichtsekzems, dann aber vor allem wegen eines lästigen »Gesichts-Flushings« aufsuchte. Es handelte sich um einen großgewachsenen, schlaksig wirkenden jungen Mann, der in der ersten Stunde vor allem durch eher läppisch wirkende Grimassen und inadäquate Mimik auffiel, die in schroffem Gegensatz zu seiner offensichtlichen Intelligenz standen und deutlich seine Gehemmtheit signalisierten. Die ihn zur ersten Konsultation begleitenden Eltern ließen bereits gewichtige Persönlichkeitsunterschiede erkennen. Dem Vater, ein groß gewachsener Businessman, stand der berufliche Erfolg im Gesicht geschrieben. Die Mutter hingegen, eine aus bäuerlichem Milieu stammende Frau, machte einen warmherzigen und gefühlvollen Eindruck, vermittelte aber wenig Persönlichkeit.

Bereits in der dritten Stunde brachte mir der Patient Kafkas »Brief an den Vater« mit, bemerkend, darin sei genau sein eigener Fall beschrieben. Er habe nämlich einen Vaterkomplex, sein Fall sei somit eben typisch, so gar nicht individuell. Bereitwillig ließ er sich die Regeln einer analytischen Kur erklären, bereitwillig legte er sich auf die Couch – was sich im Laufe der Analyse als ein Vorteil erweisen sollte, war er doch nicht gezwungen, mir beim Erzählen in die Augen schauen zu müssen. Soviel ich aber beobachten konnte, verkrampfte sich seine Gesichtsmuskulatur beim Sprechen, er bekam rote Flecken im Gesicht, um schließlich auch dann ein hochrotes Gesicht zu erhalten, wenn er vom Betrachter abgewandt war. Bald einmal erwies sich, daß er von einer tiefsitzenden Angst vor den Mitmenschen geplagt war, besonders aber vor Autoritäten, was ihn erheblich beim Studium störte. So war es ihm lange Zeit unmöglich, eine Semesterarbeit vorzutragen. Von den Studienkameraden hielt er sich wo immer möglich fern; eine in ihm aufkeimende Verliebtheit zu einer Studentin behielt er für sich. Im Verlauf der Behandlung erlebte er erstmals, wie er sagte, eine »Trotzphase«. Er begann zu schweigen, kritisierte meine Bücher, die er minutiös gelesen hatte, eröffnete mir, ich würde ihm auf die Nerven gehen. Dies hatte dann zur Folge, daß er sich doch aus einer gewissen Isolierung lösen konnte, als er merkte, daß sein »Trotz« für ihn keine nachteiligen Folgen habe und meine Beziehung zu ihm nicht beeinträchtige. Zunächst konnte er eingestehen, daß er Angst habe, ich würde ihn auslachen, wenn er sich mir mit all seinen Phantasien und Hoffnungen zu erkennen gebe oder sich eben so zeige, wie er sei. Er sei schon immer ausgelacht worden, besonders in der Schule. Er mußte die Rolle des braven Strebers übernehmen, die ihm aufgrund seiner überdurchschnittlichen Intelligenz sowohl vom Vater wie von seinem Lehrer aufgezwungen wurde. Dadurch schlossen ihn die Schulkameraden aus ihrem Kreis aus. Er fühle sich auch heute noch (nach beinahe einem Jahr Analyse) als unerwünschtes, kleines Kind – kindisch und unbeholfen. Seine sexuelle Entwicklung blieb bis zum Zeitpunkt der Behandlung im Bereich masturbatorischer Praktiken stecken. Die Onanie habe auf ihn einen entspannenden Effekt, sei aber mit Schuldgefühlen verbunden. Schließlich verschafften ihm auch kleinere Diebstähle, die mit lustvoller Spannung verbunden waren, Erleichterung. Immer aber meinte er zu wissen, daß er im Grunde ein Nichtsnutz sei; er könne seine miserable Gegenwart anderen nicht zumuten, besonders dann nicht, wenn er jemanden schätzte. Auch die gelegentlichen Diebstähle paßten in sein Weltbild: als Dieb fühle man sich immer beobachtet und verfolgt, ein vertrauensvolles Zusammensein wäre dann nicht mehr vorhanden. Er hatte Angst, aber auch das Bedürfnis, entlarvt zu werden. Schließlich betonte er, auch in der Analyse nicht aufrichtig zu sein: »Was ich Ihnen erzähle, sagt nichts über mich aus.«

Im Verlauf einer mehrjährigen Therapie, die durch verschiedene, hier nicht zur Diskussion stehende Momente kompliziert wurde, bildete sich die ihn störende Erythrophobie langsam zurück. Maßgebend dafür war zweifellos u. a. auch meine Aufforderung, sich durch dieses lästige Symptom nicht mehr im bisherigen Ausmaß irritieren zu lassen, sondern sich auch vor Vorgesetzten und Kameraden zu exponieren. Gleichzeitig wurden seine moralischen Schuldgefühle zur Sprache gebracht, die offenbar einen nachhaltigen Eindruck auf sein Selbstwertgefühl ausgeübt hatten. Aufschlußreich war u. a. ein Traum, den er gegen Ende der Therapie hatte: Ich (der Analytiker) sei bei seiner Mutter zu Besuch gewesen, um dieser mitzuteilen, meine universitäre Tätigkeit zwinge mich, die Zahl der Analysestunden ihres Sohnes zu kürzen. Zudem sei in meiner Praxis eine derartige Unordnung, daß der Patient nur im Zickzack, und nicht mehr wie früher im Laufschritt, die Couch erreichen könne. Schließlich taucht der Vater noch auf, der mich nicht einmal erkennt.

Dieser Traum führte dann zu einer längeren Auseinandersetzung mit dem Therapeuten, aber auch mit den Eltern des Patienten. In Tat und Wahrheit hatten letztere sich während der ganzen Analysezeit nicht ein einziges Mal nach den Besuchen des Patienten bei mir erkundigt. Beim Patienten erweckte dies das Gefühl, daß sie sich selbst schämten, weil ihr Sohn eine analytische Psychotherapie benötige. Anläßlich einer Konfrontation mit ihnen gelang es ihm aber, diese Befürchtung offen darzulegen – mit dem Ergebnis, daß den Eltern wohl das veränderte Verhalten ihres Sohnes in der Öffentlichkeit aufgefallen war, daß sie dies aber seinen Erfolgen im Beruf zuschrieben und nicht der Therapie. Er hatte inzwischen sein Jura-Studium abgeschlossen und war eine intensive Freundschaft mit einem Mädchen eingegangen. Die Behandlung hat im Ganzen fast fünf Jahre gedauert, konnte aber als erfolgreich abgeschlossen werden.

Das vorliegende Fallbeispiel gibt zu verschiedenen Überlegungen Anlaß. Zum einen hat sich die These bestätigt, daß des Patienten Isolierung nicht die Folge seines Errötens war, sondern eine durch verschiedene Entwicklungselemente bedingte, biographisch verstehbare Einschränkung seines gesamten Existierens. Von klein auf befand er sich in einer ihn höchst beunruhigenden Situation. Auf der einen Seite eine warmherzige, aber schwache Muttergestalt, auf der anderen Seite ein dynamischer Vater, dessen Zuneigung und Liebe er sich nur durch Leistung erwerben und erhalten konnte. In diesem Zusammenhang muß ein interessanter Hinweis Polheims erwähnt werden, der aufgrund der Literatur bei Erythrophoben eine väterliche Übermächtigkeit feststellte. Allerdings sei diese Überlegenheit nicht geschlechtsspezifisch; wichtig sei lediglich die Feststellung, »daß es vorwiegend nur *ein* Elternteil ist, der dominiert«. Jedenfalls werde, und dies war zweifellos auch bei diesem Patienten der Fall, die Entwicklung zur Eigenständigkeit unterdrückt. Dazu kam die faktische Isolierung von anderen Kindern und schließlich eine daraus resultierende hochgradige Selbstunsicherheit. Erst die Erfahrung des unbedingten und rückhaltlosen Angenommenseins des Patienten durch den Therapeuten sowie die »Dereflexion« (Frankl) des Symptoms konnten zur Heilung beitragen.

Akne

Eine Hautkrankheit, die heute noch mehr Rätsel als gesicherte ätiologische Befunde aufweist, ist die Akne vulgaris – eine Veränderung der Haut, die zumeist in der Pubertätszeit auftritt und dort meist kaum Krankheitswert besitzt, später aber schlimmer werden und zu eigentlicher Verunstaltung führen kann. Es handelt sich um Knötchenbildungen, die auf Verstopfung, Entzündung und Vereiterung der Hauttalgdrüsen oder Haarfollikel beruhen. Ob es sich dabei, wie vielfach angenommen, um eine allergische oder hormonale Störung handelt, ist noch weitgehend offen. Es wird u. a. angenommen, daß Androgene, also männliche Geschlechtshormone vermehrt in den Eierstöcken und Nebennierenrinden produziert werden, sodann sollen Enzyme, die für den Androgen-Metabolismus wichtig sind, in den Talgdrüsen von Aknepatienten vermehrt aktiv werden. Daß aber psychische Einflüsse sowohl für die Entstehung wie für den Verlauf der Krankheit eine wichtige Rolle spielen, steht außer Zweifel. Bosse und Gieler haben dies in einem Schema (Seite 75) dargestellt.

Zweifellos aber bedeutet die Krankheit für den Patienten, vornehmlich für Frauen, eine schwere Beeinträchtigung, ist doch das Gesicht betroffen, und zwar in einer Weise, daß es nicht übersehen werden kann. Bei Männern vor allem entwickeln sich, zumeist sekundär, Narben, die an überstandene Pockeninfektionen erinnern.

Die populäre Erklärung, wonach die Entwicklung der Akne besonders im Jugendalter mit Störungen des Sexuallebens in Zusammenhang stünde, ist wissenschaftlich nicht bestätigt. Allerdings können Streßsituationen, unabhängig von deren Genese, die Krankheit verstärken. Immerhin wurde experimentell nachgewiesen, daß Veränderungen in der Zusammensetzung des Gesichtstalgs als Streßfolgen vor-

AKNE VULGARIS

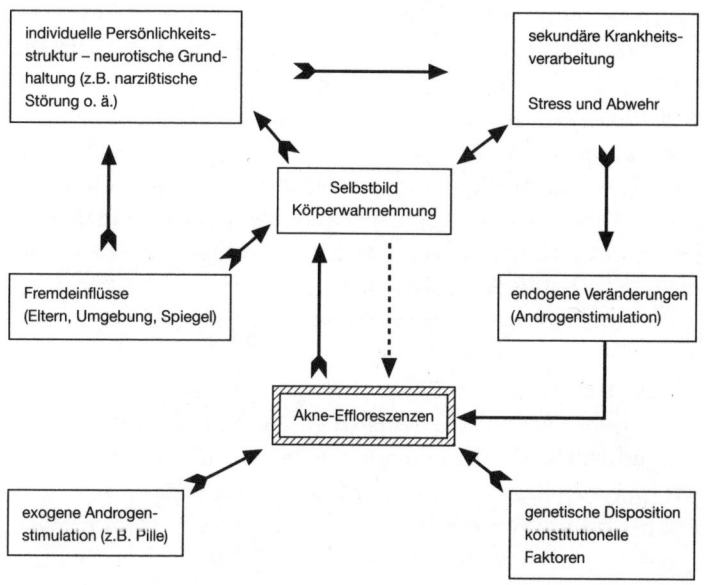

Kybernetisches Modell zu den psychosomatischen und somatopsychischen
Wechselwirkungen bei der Entstehung und dem Verlauf der Akne vulgaris
aus: Bossel/Gieler, a. a. O., S. 31.

kämen, was jedoch von anderen Forschern widerlegt worden
ist mit dem Hinweis, daß die Talgproduktion nicht autono-
mer Kontrolle unterliege. Immerhin gelten offenbar folgende
Regeln: Ärger führt zu vermehrter Hypersekretion von Talg,
starke Schuldgefühle und Depressionen sollen zu verminder-
ter Sekretion (Hyposekretion) führen, wobei der Talgfluß gehemmt und die Bildung von Pickeln begünstigt werde. Bei
plötzlich auftretendem Ärger, Hypersekretion und gleichzeitig verhindertem Talgabfluß bestehe die Tendenz zu entzündlichen Pickeln und Pusteln.

Einleuchtender dürften die Befunde und die daraus folgende Deutung Wittkowers sein. Er untersuchte 64 Akne-Patienten psychiatrisch und stellte fest, daß die untersuchten Kranken in ihrer emotionalen und psychosexuellen Entwicklung auf der Ebene der Pubertät stehengeblieben waren, obwohl die physische Entwicklung durchaus normgemäß verlaufen war. »Charakteristisches Merkmal der Patientenpopulation schien also gerade eine Trennung der physischen von der emotionalen und psychosexuellen Entwicklung.« Damit also wird eine mögliche Ätiologie (das emotionale und psychosexuelle Verharren in der Pubertät) angesprochen, nicht jedoch der eigentliche Bedeutungsgehalt der Akne.

Psychoanalytische Erfahrungen mit Akne-Patienten wurden selten beschrieben. Immerhin ist zu bedenken, daß unabhängig von den auslösenden Faktoren die Krankheit einen derart hohen ästhetischen Stellenwert besitzt, daß die gesamte Persönlichkeit der Kranken involviert wird. Die Folge sind, wie bei der Erythrophobie, Minderwertigkeitsgefühle und entsprechende Isolierung des Individuums seiner Umwelt gegenüber. Ich habe selbst während eines Jahres eine junge Frau in psychotherapeutischer Behandlung gehabt, die nach normal und komplikationslos verlaufener Menarche eine das Gesicht entstellende und jeder dermatologischen Behandlung widerstehende Akne bekam. Als einziges entwicklungspsychologisch verwertbares und auf eine gewisse Infantilisierung verweisendes Symptom bestand bei ihr noch ein zwanghaftes Nägelkauen, das sie von der Kindheit an bis ins Erwachsenenalter begleitete. Da sie als Sekretärin in diplomatischen Kreisen verkehrte, machte ihr die sie entstellende Gesichtshaut besondere Schwierigkeiten. Es muß hier gleich angeführt werden, daß es auch bei intensiver Bearbeitung einiger mit ihrem Beruf zusammenhängender Streßsituationen und der biographischen Erhellung ihrer Lebensgeschichte, die an sich nichts Außerordentliches einbrachte, nicht gelang, eine Besserung ihrer Symptomatik zu erwirken. Erst eine »Demibrations-Therapie«, ein neues mikrochirurgisches Verfahren, brachte in den USA, wohin sich die Patientin begeben hatte, eine deutliche Besserung ihrer Gesichtshaut. In einem Brief an mich berichtete sie, daß sie noch kleine Dosen Antibiotika (Erythromycin) nehme, sich im übrigen damit abgefunden habe, mit den noch manchmal auftretenden Pickeln zu leben. An den Fingernägeln kaue sie noch immer, aber sonst sei das Leben erträglich. Zu einer intensiven und intimen Dauerbeziehung zu einem Mann konnte sich aber die attraktive Frau nicht aufraffen. Sie ist bei wechselnden Partnerschaften ledig geblieben. Wieweit ihre »Selbständigkeit« und ihr Unabhängigkeitsbedürfnis einer Isolierungstendenz entsprach, läßt sich heute nicht mehr feststellen.

Die »unreine« Haut

Die Akne beeinträchtigt zunächst die körperliche Attraktivität in einer Phase der Entwicklung, in welcher Kontaktfindung und intime Kommunikation zentrale und wichtige Bedürfnisse sind. Es geht dabei nicht nur um die psychosexuelle Entwicklung in der Pubertät, sondern auch und vielleicht erstrangig um die soziale Identität. Von daher lassen sich möglicherweise phänomenologische Aussagen zur Akne vulgaris machen. Eine Analyse von 426 Aknepatienten im Alter von 15 bis 25 Jahren (die sogenannte Cluster-Analyse) ergab drei signifikant verschiedene Patiententypen, je nach Verarbeitung ihrer eigenen Identitätsfindung:

1. Bei den »Depressiven« liegen aufgrund ihrer besonderen körperlichen Sensibilität ausgeprägte emotionale Belastungen vor, Beeinträchtigung ihres Selbstwertgefühls, Gefühl der sozialen Minderwertigkeit, Beeinträchtigung mitmenschlicher Kontakte. Für diese Gruppe hat die Akne eindeutigen Krankheitswert.

2. Die »Aktiven« bilden eine Gruppe, die sich nur teilweise emotional betroffen fühlt. Für sie ist die Akne eine Pubertätserscheinung und wird nur teilweise als krankhaft emp-

funden. Sie suchen kaum ärztliche Hilfe, sondern bemühen sich vor allem um kosmetische Verschleierungsmanöver. Dies gilt auch für

3. die dritte Gruppe, jene der »*Gleichgültigen*«.

Interessant ist, daß der vom Arzt diagnostizierte objektive Befund bei der letzten Gruppe in keiner Weise das subjektive Befinden der Patienten beeinflußte, während dies bei der ersten Gruppe gerade umgekehrt der Fall war. Der Arztbesuch hängt somit nicht von der Schwere des objektiven Befundes ab als vielmehr von der emotionalen Selbsteinschätzung der Patienten. Die von Akne Betroffenen sind einerseits unsicher in der Kontaktaufnahme, aber vor allem in der Einschätzung ihrer eigenen kommunikativen Wirkung. Am meisten belasten folgende Situationen:

Zusammentreffen mit attraktiven Menschen;
Entscheidende Gespräche und Diskussionen (z. B. bei Bewerbungen);
Neben dem beruflichen Alltag Konfrontationen mit Fremden;
Entkleiden im Schwimmbad, oder ähnliche Situationen.

Dazu kommen Vorurteile mit der Folge sozialer Stigmatisation, das Erleben von Häßlichkeit und Ekel, Autoaggressionen und ein hoher Leidensdruck, der allerdings von der Umgebung noch geschürt werden kann. Dazu gehören auch Spott oder Mitleid, nicht selten Angst vor Ansteckung, vor allem sexuelle Ablehnung von seiten des Partners oder der Partnerin. Hier sind wiederum Anklänge an das Erröten und vor allem an die Scham-Angst unübersehbar.

Die Suche nach einer Therapie beginnt meistens mit der Frage nach den Ursachen der Krankheit. Tradierte Vorurteile und naive Therapieempfehlungen spielen für den Fortgang der Krankheit eine Rolle, sind aber häufig auch für Mißerfolge in der Behandlung maßgebend. Kosmetik, Fitness, Streßvermeidung, Ernährung und Diätverhalten, Solarium und Sauna werden empfohlen. Mit anderen Worten: das soziale Umfeld beteiligt sich an der Therapie. Erst mit zunehmendem subjektivem Leidensdruck erhöht sich die Wahrscheinlichkeit, daß ein Arzt aufgesucht wird. Der Weg führt dann zumeist vom Allgemeinmediziner zum Dermatologen und in den seltensten Fällen zum Psychotherapeuten. Wichtig ist, daß sich die Kommunikation zwischen Arzt und Patient nicht auf der objektiven, d. h. diagnostizierten Ebene abspielt, sondern auf derjenigen der persönlichen Beziehung. Dies heißt, daß der subjektiv empfundene Leidensdruck wichtiger sein muß als der objektive Befund. Patienten mit hohem Leidensdruck, aber möglicherweise geringem objektiven Befund fühlen sich nicht selten von ihrem Arzt mißverstanden, was sogar zu einer Verstärkung der medizinisch feststellbaren Befunde führen kann.

Auf die seelischen Narben, welche die Akne hinterläßt, hat u. a. Annemarie Geistlich in einem Artikel in der Neuen Zürcher Zeitung hingewiesen. Sie verwies u. a. auf Persönlichkeitstests, die in Deutschland durchgeführt wurden. Danach sollen Aknepatienten gegenüber der »Normalbevölkerung« häufig deutlich aggressiver sein, schneller verärgert, unruhig und störanfällig, aber auch auffallend ängstlich.

Haarausfall

Der begrenzte und umschriebene Haarausfall war 1963 als Alopecia areata bekannt geworden und daraufhin erstmals Hauptthema eines in Genua stattfindenden Dermatologenkongresses. Bei Kleinkindern konnte festgestellt werden, daß der Verlust symbiotischer Beziehungen in einem sehr frühen Stadium (plötzliches Abstellen des Stillens, Verlassenwerden durch die Mutter, Geburt eines Geschwisters) traumatisierend wirkten. Dazu kam die Verbindung solcher nachweisbarer Traumata mit einer neurotischen Entwicklung, mit hochgradiger Angst. Nun dürfte es sich aber als überflüssig erweisen, aus derart spärlichen Hinweisen bereits eine spezifische Ätiologie herauszulesen. Daran ändern auch die eindrücklichen Falldarstellungen nichts. Die globale Unterscheidung von emotionalem, posttraumatischem, konflikt- und streßbedingtem Haarausfall dürfte auch nicht zur weiteren Klärung beitragen.

Das »Haarkleid« des Menschen als Relikt der Animalität?

Also gehen wir wieder vom Bedeutungsgehalt des Haares aus. Haare sind nämlich mehr als nur hornartige physiologische Gebilde oder Schmuckattribute des menschlichen Körpers. Sie sind, wie M. Boss es einmal beschrieb, »ein Gewächs des Leibes« und mit den Pelzhaaren der Tiere verwandt. »Aus dieser Verwandtschaft heraus künden die Haare dem Menschen von seiner Animalität.« Was aber ist »Animalität«? Sie ist »das aus sich heraus kreativ schöpferische Naturhafte«. Als solche gehören die Haare in den Bereich der Vitalität, der kraftvollen Männlichkeit und Weiblichkeit.

Nicht von ungefähr wird der Haarverlust – wie die biblische Geschichte von Samson und Delila veranschaulicht – in

Zusammenhang mit dem Verlust der Körperkraft und der sexuellen Potenz gebracht. Als dazu noch anziehender Leibesschmuck, sagt Boss in diesem Zusammenhang, »gehören die Haare in die mitmenschliche Beziehungsmöglichkeit erotischer Attraktion, in das Miteinanderseins im Sinne eines sensuell-leibbetonten Liebesverhalten hinein«. Dieses kann sich auf den Haarträger selbst oder auf einen Partner beziehen.

So ist auch verständlich, daß der langsame, plötzliche oder chronische Haarausfall für viele Menschen den Verlust ihres Selbstwertes, ihrer Selbstsicherheit bedeutet und nicht selten Anlaß für tiefgehende Ängste und Befürchtungen ist. Es wäre jedoch falsch, dies lediglich der verletzten Eitelkeit des Menschen zuschreiben zu wollen, obwohl die ästhetische Kränkung gewiß auch eine wesentliche Rolle spielen kann. Denn jeder Mensch hat wohl ein gewisses und auch gesundes Maß an narzißtischen Bedürfnissen. Zu diesen gehört das Aussehen und in dessen Bereich das Kopfhaar. Nicht nur der »Zivilisierte« kümmert sich um seine »Frisur«, auch der sogenannte »Primitive« betreibt einen Kult mit seiner Haarpracht. Mit dem Haarwuchs werden da und dort sogar magische Vorstellungen verbunden.

Bereits die Geschlechtsdifferenzierung zeigt sich u. a. im biologischen Wachstum des Haares und in der kulturellen Ausformung. Haarfülle und Haarfarbe sind genetisch festgelegt. Frauen haben im Durchschnitt bedeutend mehr Kopfhaare als Männer. Auch die Haarlänge ist von jeher ein Statussymbol gewesen. Man sprach zumindest zeitweise vom »Herren-« oder »Bürstenschnitt« des Mannes, vom »Bubikopf« oder der »Damenfrisur«. Langhaarige wurden zum Symbol für eine gegen das Bürgertum revoltierende Jugend und gleichzeitiger Ausdruck zunehmender Aufhebung des äußerlichen Geschlechtsunterschiedes. Andererseits wurde Gefangenen zum Zeichen ihrer Unterwerfung der Kopf glatt geschoren.

Menschen, die an Haarausfall leiden, werden oft als schüchtern, aggressionsgehemmt und triebschwach beschrieben. Kummer und Depressionen sind häufige Vorläufer der sogenannten Pelade. In einzelnen Fällen mag der Haarausfall sogar eine schwere neurotische Persönlichkeitsentwicklung anzeigen. Diese bedarf dann allerdings nicht lediglich eines Toupets zur Verdeckung der Glatze, sondern einer intensiven psychotherapeutischen Behandlung.

Immerhin muß aber mit aller Deutlichkeit gesagt werden, daß hier lediglich von einer krankhaften Art des Haarausfalls die Rede ist. Es gibt sicher eine große Zahl – allerdings vorwiegend männlicher – Glatzenträger, bei denen von einer neurotischen Entwicklung nicht die Rede sein kann.

Die narzißtische Kränkung

Sind aber die Kopfhaare nicht von den existentiellen Verhaltensmöglichkeiten des Menschen zu isolieren, so bedeutet auch der Haarausfall einen existentiellen Verlust. Gesunde Menschen sind zumeist in der Lage, diesen Verlust zu ertragen, psychisch Kranke geraten darob in Panik, die sich bis zur Todesangst steigern kann. Gefährdet sind aber vor allem Menschen, deren Dasein sich bereits zuvor auf eine narzißtische Selbstbeziehung reduziert hatte. Der Verlust der Haare bedeutet für sie den Verlust der letzten noch übriggebliebenen Vitalität. Diese zu erhalten und zu stärken ist die nicht aussichtslose Aufgabe der Psychotherapie.

Auf die narzißtische Bedeutung des Haares für den Menschen wird Heinrich Schipperges in diesem Buch ausführlich hinweisen. In diesem Zusammenhang müßte auch der zum Zeichen der Demut und Gottesgläubigkeit freiwillig geleistete Verzicht auf das Haupthaar erwähnt werden, wie wir ihn bei buddhistischen Mönchen oder bis vor einiger Zeit bei den katholischen Priestern als abverlangte Tonsur (1973 abgeschafft) feststellen können.

Eine von mir untersuchte 24jährige italienische Hausangestellte wurde von ihrer Arbeitgeberin, bei der sie im Haushalt tätig war, überwiesen. Vorher war sie bereits bei einem Dermatologen gewesen, der aber bei ihr nichts ausrichten konnte. Sie hatte nämlich bereits bei ihrer Ankunft in der Schweiz sämtliche Kopfhaare verloren, die aber, wie sie selbst sagte, spontan nachwuchsen. Zum Zeitpunkt der Untersuchung bei mir wies sie in beiden Schläfengegenden handtellergroße, umschriebene Alopezien auf.

Die Besprechung mit der Patientin ergab, daß sie sich – aus einem kleinen Dorf in den Abruzzen stammend – in der Schweiz fremd fühlte, weder mit ihrer Arbeitgeberfamilie noch mit anderen Menschen Kontakt finden konnte. Sie sei zwar immer schon ängstlich und nervös gewesen, habe sich auch wegen eines übermäßigen Haarwuchses am Körper, besonders an den Beinen, geschämt. Der Haarausfall sei aber plötzlich eingetreten, als sie von ihrer Arbeitgeberin wegen angeblicher Faulheit gemaßregelt worden sei. Man habe sie als faule, nichtsnutzige Italienerin beschimpft und mit Entlassung gedroht. Dabei wäre sie eigentlich gerne nach Italien zu ihren Eltern zurückgekehrt, aber »mit diesem Haarausfall« dürfe sie sich auf keinen Fall zu Hause zeigen.

Der Hausarzt, welcher nach dem Dermatologen zugezogen wurde, bezeichnete das Mädchen als »hysterisch«. Diese Diagnose konnte ich allerdings nicht bestätigen, wohl aber schien mir, bei aller vermutlich eindeutigen hormonellen Mitbeteiligung an dem Geschehen, eine hochgradige Entfremdungsreaktion und -depression zu bestehen, bei gleichzeitigem Gefühl des Versagens und der Demütigung durch die Arbeitgeberin. Es wurde schließlich der Patientin gekündigt; Nachforschungen ergaben, daß sie sich, in anderer Umgebung, aber immer noch in der Schweiz, erholte. In einer Familie, die für sie Verständnis zeigte, verschwand der Haarausfall gänzlich.

Bei dem Mädchen hatten zweifellos die Entfernung aus dem ihr vertrauten häuslichen Milieu und die Versetzung nicht nur in ein fremdes Land, sondern auch in eine distanzierende Hausgemeinschaft zu einer hochgradigen Selbstentwertung geführt. Gewiß muß man sich vor voreiligen Schlüssen auch in diesem Falle hüten, da eine längere Behandlung möglicherweise noch andere Elemente psychischer Konfliktsituationen zutage gebracht hätte. Immerhin schien mir doch die Tatsache, daß ohne weitere dermatologische oder psychotherapeutische Eingriffe eine Spontanheilung möglich war, und diese zweifellos in Zusammenhang mit einer neuen Situation, in der sie sich als Mensch und Individuum bestätigt fühlen konnte, eindrücklich zu sein.

Nervöses Haarausreißen: Trichotillomanie

Schließlich ist noch auf ein krankhaftes Phänomen hinzuweisen, das auch mit Haarverlust zu tun hat: das zwangsneurotische Haarausreißen, die sogenannte Trichotillomania. Sie wird oft im Zusammenhang gesehen mit dem Nägelbeißen, als Wunsch absichtlicher Deformierung gesehen, als Äquivalent zur Masturbation, als Selbstbestrafung und Feindseligkeit. Wieweit das Krankheitsbild in den Bereich der Hautkrankheiten einzuordnen ist, bleibt offen. H. G. Rechenberger ist, wie viele andere, diesem Symptom nachgegangen und bezeichnet es als eine Verhaltensstörung. Es tritt zunächst in der Kindheit auf, was auch durch das Auftreten bei Erwachsenen nicht relativiert wird. Nach Rechenberger bricht sich »die motorische Abreaktion der gestauten, aber nicht kanalisierten und vor allem zunächst objektlosen Aggressivität im Haarausreißen schließlich dennoch Bahn und schafft sich damit selbst das erforderliche Gegenüber«. Mit anderen Worten: das Haarausreißen findet dort statt, wo die überbesorgte und liebe Mutter dem Kind keine Möglichkeit zur Abfuhr seiner aggressiven Tendenzen gewährt. Die Trichotillomanie würde somit eine Ich-Findung und gleichzeitig eine Abgrenzung bedeuten. Grenzsetzungen sind aber für das Kind (und für den kindlich gebliebenen Erwachsenen) existentiell notwendig. Das Kind muß aus der Dualunion mit der

Mutter austreten können. Die Therapie hat demnach ebenso der Mutter zu gelten wie dem Kind.

Zu einer ähnlichen Deutung des Haarausreißens gelangte J. H. Schultz (wenn auch mit verschiedener therapeutischer Haltung, als es die »dynamische Psychiatrie« empfiehlt). Eine von ihm behandelte 33jährige Patientin, »an sich sehr wohlgestaltete ländliche Aristokratin«, suchte Hilfe, weil sie sich so nachdrücklich an der linken Schädelseite die Haare ausrupfte, daß dort eine handtellergroße, praktisch kahle Stelle entstanden war, deren Umfang immer mehr zunahm. Sie lebte mit ihrem Mann in angeblich glücklicher Ehe. Die medizinisch-psychologische Erschließung ergab aber ein typisches Bild. Der Vater der Kranken war, wie die Patientin selbst, dunkelhaarig. Die Mutter trug eine blonde Löwenmähne, »auf die sie nicht wenig stolz war«, und ihre kleine Schwester wurde wegen deren goldblonden Löckchen bewundert. Psychokathartische hypnotische Sitzungen bewirkten bei der Patientin schlagartig eine Menge von Erinnerungen. Über die normale Schwestern-Rivalität hinaus war die Kranke bis in früheste Kindheit hinunter tief gekränkt, weil diesen goldenen Locken ihrer Schwester nicht nur von Besuchern, sondern auch und besonders von der Mutter eine »völlig übertriebene und unbegründete Beachtung und Bewunderung« zuteil wurde. In den nächsten Sitzungen kamen Haßimpulse und Zerstörungsantriebe gegenüber der Haar- und Lockenpracht von Mutter und Schwester zutage. Schultz hielt die völlige Heilung der Patienten nach einigen Sitzungen für besonders interessant, weil eine »große Zahl verständnisvoller und liebender Angehöriger und Befreundeter«, inklusive ein Ehemann, später, nach der Scheidung, ein zweiter, und eine im übrigen glückliche Ehe nicht das Geringste am Symptom hatte ändern können. Das zwanghafte Haarausreißen kann hinsichtlich der damit verbundenen Gestimmtheit verschieden beurteilt werden. Zum einen besteht zweifellos ein zwangsneurotisches Weltverhältnis, da die Kranken sich ja nicht »freiwillig« die Haare ausreißen, sondern unter einem wie immer gearteten inneren Zwang stehen. Zum anderen handelt es sich um ein destruktives Verhalten, genauer gesagt, um ein destruktiv-aggressives. Nicht selten finden wir dieses Verhalten auch bei Kindern im spezifisch mitmenschlichen Bereich, wenn sie nicht nur sich selbst, sondern auch ihren Geschwistern die Haare ausreißen. Nicht von ungefähr findet sich das »Zum-Haare-ausreißen« auch in der Vulgärsprache. Philippopoulos stellt das Symptom in die Kategorie der zwangsneurotischen Symptome, bezeichnet es aber gleichzeitig als einen Ersatz für Onanie. Die mit dieser Verhaltensstörung behafteten Menschen lösen psychische Spannungen genau in dem Moment, in dem sie auftreten, sie vertragen keinen Aufschub, demütigen sich selbst vor anderen und sind besessen von einer inneren Notwendigkeit, den Impuls zu wiederholen, um die momentane Lust zu erfahren, welche die Ausführung gewährt.

Wieweit allerdings des Autors Deutung einer unterdrückten Inzestphantasie und einer sadomasochistischen Selbstbestrafung eine Rolle spielt, bleibt offen, da dafür nicht genügend Beweise vorliegen. Immerhin handelt es sich zweifellos um den Austrag aggressiver Impulse, wie wir sie dann auch vor allem bei jenen Dermatosen sehen, die mit starkem Juckreiz einhergehen.

Die aufgekratzte Seele
Juckreiz, Nesselfieber und Neurodermitis

Zu den quälendsten Erkrankungen der Haut gehören wohl jene, die mit einem Juckreiz einhergehen. Allerdings betrifft dies die große Mehrheit aller Dermatosen, von der einfachen allergischen Reaktion bis zu den schweren Ekzemerkrankungen. Nun gibt es Hauterscheinungen, bei denen das Jucken aber praktisch alle anderen Symptome zurückdrängt. Als Beispiel sei einmal der gewöhnliche Juckreiz, Pruritus genannt, beschrieben. Er tritt als Folge verschiedener Hautstörungen auf, aber auch bei inneren Krankheiten, z. B. beim Diabetes und bei Leberkrankheiten. Bei den eigentlichen Hautkrankheiten unterscheiden wir zwischen einem allgemeinen Juckreiz, der den ganzen Körper befällt, und zwischen gut lokalisierbaren Reizen, die vornehmlich in der Anal- und Genitalregion auftreten, gemeint ist der Pruritus ani und der Pruritus vulvae.

Juckreiz (Pruritus)

Der allgemeine Juckreiz wird als besonders störend empfunden, weil keine dermatologisch-organischen Befunde damit verbunden zu sein scheinen. Erst nach einer eingehenden psychologischen Untersuchung stößt man auf emotionale Momente, welche den Juckreiz verständlich werden lassen. Welches aber die Grundstimmung ist, die wir bei Juckreizpatienten vorfinden, ist leicht erkennbar. Es handelt sich vorwiegend, wenn nicht gar immer, um Menschen, die durch eine gesteigerte Aggressivität auffallen. Wir können somit davon ausgehen, daß die Grundstimmung der mit Juckreiz einhergehenden Dermatosen aggressiv ist. Allerdings erübrigt sich hier wiederum die Frage nach Wirkung und Ursache insofern, als die Aggressivität – wie die Scham bei den Erythrophobien – weder Ursache noch Wirkung darstellt, sondern lediglich im Körper ihren Ausdruck findet. Juckreizpatienten weisen ein erhebliches Maß an Aggressivität auf, nicht nur gegenüber sich selbst, sondern auch gegenüber der Umwelt. Die Beziehungsstruktur ist demnach geprägt. Bereits der Volksmund weiß darüber Bescheid, etwa wenn wir sagen, »es juckt mich«. Die Aggressivität wird allerdings oft spät ausgetragen, da sie von den Hautkranken unterdrückt wird. Erst der eigentliche Durchbruch läßt dann die Spannung und Angst erkennen, die beide für das aggressive Verhalten entscheidend sind. Die Patienten sind empfindlicher für emotionale Signale der Wut, der Reizbarkeit und des Ärgers. Zumeist entsteht ein Teufelskreis zwischen dem Juckreiz und dem darauf folgenden Kratzen. Da letzteres schmerzhaft sein kann, aber auch offenbar lustvoll erlebt wird, spricht man von der Selbstbestrafungstendenz oder von Autoerotik. Die Rolle des Kratzens wurde experimentell und im Sinne der Verhaltensforschung untersucht. Wir beobachten es bei Tieren, besonders wenn sie unter dem Druck von einander widersprechenden Triebimpulsen stehen. Beim Menschen sollen nicht nur unterdrückte Wut und Angst das Kratzen auslösen, sondern vor allem Frustrationen. Oft allerdings scheint es, daß das Kratzen auftritt, auch wenn kein entsprechender Pruritus vorliegt. Wie oft greifen wir uns an den Kopf, kratzen wir uns an irgendeiner Körperstelle, besonders in den Haaren, aus Verlegenheit oder einfach im Sinne einer eher sinnlosen Gestik. Bei manchen Menschen kann dies zu einer Angewohnheit werden.

Eine ausführliche Darstellung des Pruritus gab bereits 1948 der argentinische Psychoanalytiker Enrique Pichon-Rivière. Für ihn ist auch der allgemeine Pruritus nichts anderes als eine Verlagerung und Verbreitung des analen Pruritus, hervorgerufen durch Verdrängung und die Schwierigkeit, den Reiz zu befriedigen. Er meint, daß der Pruritus als grundlegende Situation der Angst und des Schmerzes Verteidigungsmechanismen in Gang setzt, wo schließlich dann die Haut als erogene Zone fungiere. Vor allem wird auch in dieser Arbeit auf den masturbatorischen Charakter des Kratzens verwiesen, gemäß psychoanalytischer Auffassung eben mit Betonung des »Analen« mit starker Verdrängung der Genitalität.

Beim lokalen Pruritus soll das lustvolle Erleben analer Aktivität häufig von »unbewußten« Schuldgefühlen begleitet sein. Es sei »charakteristisch«, berichten Engels und Wittkower, »daß diese Patienten oft noch auf anderen Ebenen des Lebensstils ihre prägenitale Fixierung offenbaren«. Sowohl Männer wie Frauen mit analem Pruritus hätten »keine guten heterosexuellen Beziehungen« – was jedoch keineswegs bewiesen ist. Selbst der Hinweis, daß die Krankheit mehrheitlich Männer betrifft, dürfte kaum auf einen »latenten homosexuellen Konflikt« hindeuten. Auch die von einigen Forschern aufgestellte Behauptung, der anale Pruritus sei eine späte Rebellion gegen das von den Eltern aufoktroyierte Toilettentraining oder ein Rückschritt auf die anale Stufe der Libidoentwicklung mit sadistischen Impulsen, dürfte kaum mehr denn als fragwürdige Deutung aufgefaßt werden. Dasselbe gilt für die Überfreundlichkeit und Unterwürfigkeit gegenüber Autoritäten, das projektive Mißtrauen, überwertige Ideen und Zeichen von Autoaggression – alles Verhaltensweisen, welche diese Patienten gehäuft aufweisen sollen. So fraglich wie die Behauptung, beim Pruritus ani seien festumrissene physische Ursachen und aber auch ebenso spezifische emotionale Gründe feststellbar, ist dies beim weiblichen Pruritus vulvae. So sollen die untersuchten Patientinnen langanhaltende sexuelle Frustration erlebt haben, was durch den Ausbruch des Pruritus noch verstärkt werde. Starke Vaterfixierung und repressive Sexualmoral führten zu ausgesprochen masochistischen Verhaltensweisen (Schmerz-Lust).

E. Stern faßte dies so zusammen: Bei allen Patienten mit analem oder vulvärem Pruritus sollen sexuelle und affektive Konflikte vorliegen. Dazu kommt eine hochgradige Aggressivität, die sich nicht manifestieren kann und sich gegen die eigene Person richtet. Das Kratzen ist dann die Abreaktion einer inneren Spannung und kann den Sexualakt oder die Masturbation ersetzen. Dabei werden aber Schuldgefühle unterdrückt, und die Sexualbetätigung, auch in dieser Form, hat Tendenzen zur Selbstbestrafung.

Daß Juckreiz und Gemütserregungen zeitlich zusammenfallen, wurde experimentell bewiesen. Die Empfindungsreihe Schmerz-Lust soll mit dem instinktmäßigen Liebesleben nahe verwandt sein. In gewissen Fällen soll das Kratzen auch eine selbstvernichtende, masochistische Handlung darstellen, die neben dem wirklichen Lustgewinn auch dazu dient, Emotionen zu unterdrücken.

Gehen wir nun vom »gewöhnlichen« Juckreiz über zu den mehr spezifischen Formen der juckenden Hauterkrankungen, dann müssen wir uns zuerst mit dem Nesselfieber, dann mit der Neurodermitis und mit dem chronischen Ekzem befassen.

Nesselfieber (Urtikaria)

Die *Urtikaria*, auch Nesselfieber genannt, wird durch eine Vielfalt von Ursachen hervorgerufen. Allergene, Toxine, Parasiten, chemische Stoffe werden dafür verantwortlich gemacht. Die Hautveränderung beim Nesselfieber kennt jeder, der einmal mit Brennesseln in Berührung kam. Es handelt sich dabei um beetartig erhabene, stecknadelkopf- bis handtellergroße, rötliche bis porzellanfarbene Quaddeln, die durch ein Ödem der Lederhaut entstehen. Eine hochakute Sonderform ist das sogenannte angioneurotische Ödem (Quincke Ödem), das, wenn es im Kehlkopf auftritt, zum Erstickungstod führen kann. Man spricht auch von Prurigo. Da bei der Urtikaria vor allem allergische Momente eine Rolle spielen, wird später noch darauf eingegangen werden. Allerdings muß gleich bemerkt werden, daß es auch Fälle von Urtikaria gibt, wo keine allergische Ursache festgestellt werden kann. Immerhin scheinen die meisten Dermatologen die Ansicht zu teilen, daß »seelische Faktoren eine Bedeutung als Ursache für Urtikaria haben oder wenigstens ihren Ausbruch begünstigen können« (Dennis/Wittkower). Zahlreiche Einzelfallberichte bestätigen dies. Die Nesselsucht wurde u. a. auch mit dem Ausbruch eines Vulkans verglichen. Hier spielen wiederum verhaltene Aggressivität und die Neigung zu Wutausbrüchen eine Rolle. Es wird sogar angenommen, daß die Anfälle von Nesselsucht »so etwas wie demonstrative Wiederholungen der bekannten Hautrötungen darstellen, welche mit kindlichen Wutanfällen einhergehen«. Kinder wie auch Erwachsene werden oft »rot vor Wut«, es ist einem aber oft auch »zum aus der Haut fahren«. Die Schwellungen treten aber eigentlich erst dann auf, wenn diese Emotionen unterdrückt werden. So wird das Krankheitsbild auch einem »unterdrückten Weinen« gleichgesetzt (Graham und Wolf). Dazu kommen einmal mehr: sadomasochistische Ersatzerkrankungen, exhibitionistische Tendenzen, Rückfall in infantile Formen der Autoerotik. Eine interessante Falldarstellung verdanken wir Engels und Wittkower, die eine Patientin beschrieben, welche immer nach dem Tod von Familienangehörigen starkes und therapieresistentes Nesselfieber bekam. Eine unglückliche Kindheit, gefolgt von einer unglücklichen Ehe, Schwierigkeiten mit den eigenen (inzwischen erwachsenen) Kindern und schließlich eine Totalmastektomie wegen Verdachts auf einen Brustkrebs führten zu einer völligen psychischen Überlastung der Patientin, auf die sie nur mit verhaltener Wut reagieren konnte.

Der Fall entsprach den von Wittkower erhobenen Befunden bei Nesselfieber. Unter Verwendung von Persönlichkeitsstudien fand er beim chronisch-rezidivierenden Nesselausschlag einen Zusammenhang zwischen schwierigen Lebenssituationen einerseits und Rückfällen oder Verschlimmerungen der Hauterscheinungen andererseits. So konnte er in 35 wahllos untersuchten Fällen von Urtikaria eine Korrelation zwischen dieser Erkrankung und spezifischen psychopathologischen Vorgängen rekonstruieren. Die Patienten beschrieben ihre Quaddeln mit Ausdrücken wie »in die Haut hineintropfend«, sie verglichen sie mit Asthma, bei welchem auch u. a. ein »unterdrückter Zornesschrei« angenommen wird.

Ich konnte selbst einige Patientinnen mit Pruritus und Urtikaria während längerer Zeit beobachten. Eine 34jährige Frau, nach viermonatiger Ehe geschieden, war zur Zeit des Beginns einer psychotherapeutischen Behandlung bereits von verschiedenen Hautärzten behandelt worden, ohne daß ein Erfolg eingetreten wäre. Sie selbst bekannte, einen »Vaterkomplex« zu haben; ihr Vater hatte sie auch bis ins Erwachsenenalter emotional und materiell verwöhnt. Sie war, neben drei anderen Kindern, sein Lieblingskind. So kam es, daß sie andere Männer immer nur mit ihrem Vater verglich, keinerlei sexuelle Beziehungen eingehen konnte und selbst in der Ehe diese verweigerte. Zunächst litt sie unter starker Schweißbildung an den Händen, dann trat ebendort ein lästiger Pruritus auf, was sich später doch mit gewissen Onaniepraktiken in Zusammenhang bringen ließ. Als sich dazu Ekzeme gesellten, suchte sie einen international bekannten Dermatologen auf. Da sich ihr Zustand nicht besserte, wurden Versuche mit autogenem Training unternommen, ebenso erfolglos. Erst eine anderthalbjährige analytisch orientierte Therapie brachte das Nesselfieber zum Verschwinden, wobei allerdings einmal mehr klar wurde, daß so schwere neurotisch-psychosomatische Erscheinungen immer auch mit anderen Symptomen verbunden sind. Die Patientin litt zunehmend auch unter heftigen Migräneanfällen, Schwindelgefühlen, Sehstörungen, Brechreiz und Übelkeit, die erst dann verschwanden, als sie beziehungsfähiger wurde und sich schließlich in einer zweiten Ehe geborgen fühlen konnte.

Eine andere Patientin suchte mich nicht wegen ihres seit Jahren bestehenden lästigen Juckreizes auf, sondern weil sie amenorrhoisch war. Seit fünf Jahren hatte die Menstruation bei ihr ohne ersichtlichen Grund ausgesetzt. Auch bei ihr konnte eine ausgesprochene Vaterbindung festgestellt werden, die sie dann allerdings selbst – wie sie sagt – lösen konnte. Jedenfalls genügten einige Sitzungen, um sie vom lästigen Pruritus zu befreien. Dieser verschwand vollständig, als die Patientin wieder zu menstruieren begann und – nach anfänglichen Schwierigkeiten – ein sie zufriedenstellendes intimes Verhältnis zu einem Freund eingehen konnte.

Einen ähnlichen Verlauf nahm die Behandlung einer 40jährigen Frau, die mich wegen einer hartnäckigen Migräne aufsuchte. Auch bei ihr bestand eine langdauernde Anamnese mit Pruritus und Urtikaria. Es handelte sich um eine quicklebendige Frau, die sich in ihrer Ehe unzufrieden fühlte, weil ihr Mann ihren Lebensraum, wie sie sagte, drastisch einengte. Sie sollte eine gute Hausfrau und Mutter sein, den Haushalt führen und ihre vier Kinder erziehen. Sie selbst liebte das Gesellschaftsleben über alles und wollte Sportlehrerin werden, was sie auch tat. In einer zweijährigen Analyse gelang es ihr, ihre eigenen Bedürfnisse auch ihrem Mann gegenüber durchzusetzen. Hatte er sie ursprünglich zum Psychiater geschickt, so war er zunächst durch den Wandel seiner Gattin geschockt, um dann doch zu realisieren, daß es ihr emotional und in der Beziehung zu ihm immer besser ging. Nach knapp zwei Jahren konnte sie als geheilt entlassen werden.

Nicht so überzeugend war der Versuch einer Psychotherapie ausgefallen bei einem seit seiner Kindheit an einer vorwiegend allergischen Urtikaria leidenden 43jährigen Mann. Er mußte schließlich in die Allergiestation einer Universitätsklinik eingewiesen werden, wo eine eindeutige allergische Disposition zwar vermutet, aber nicht nachgewiesen werden konnte. Dort wurde dann besonderes Augenmerk auf die offensichtlich vorhandene psychovegetative Labilität gelegt.

Ein anderer Patient mit »psychogenem Hautjucken« und Akne vulgaris litt an nächtlichem Hautjucken, das vom Nabel an abwärts den ganzen Körper befallen hatte. Das Gesicht war voller Aknenarben. Da er sich nicht zu einer psychotherapeutischen Behandlung entschließen konnte, dermatologi-

sche Präparate ihm andererseits nicht halfen, wurde eine Kur
mit Sedativa empfohlen und durchgeführt. Der Erfolg war
zumindest vorübergehend gut.

Neurodermitis

Bei allen Fällen von Pruritus und Urtikaria stellt sich die
Frage nach der Differenzierung von jenem Krankheitsbild,
das als Neurodermitis bekannt geworden ist und in jedem
Lehrbuch der Dermatologie und der Psychosomatik einen
besonderen Platz einnimmt. Hier ist nun eine Bemerkung am
Platz, die für die Psychosomatik von besonderer Bedeutung
ist. Was nämlich den gewöhnlichen Juckreiz, die Urtikaria
und die Neurodermitis (auch Neurodermatitis genannt) un-
terscheidet, ist nicht der in besonderer Weise gestimmte
Weltbezug, sondern lediglich die Schwere der Erkrankung.
Juckreiz und Nesselfieber mögen durchaus situativen Charakter besitzen, bei der Neurodermitis muß man bereits an
eine eigentliche neurotische Erkrankung denken. Hier ist somit nicht der gestörte Weltbezug an sich für die Beurteilung
maßgebend, sondern zusätzlich der Schweregrad der Erkrankung. Man spricht dann nicht nur von »Organwahl«, sondern
von »Krankheitswahl«.

Die Neurodermitis wird auch als Atopische Dermatitis bezeichnet oder als Endogenes Ekzem. Atopiker sind Menschen, die ganz allgemein überempfindlich reagieren, also
eigentlich Allergiker. Die Anlage soll ererbt werden, es gibt
aber auch die Ansicht, es handle sich um eine erworbene
Krankheit. Wie dem auch sei: sie ist zweifellos heilbar, wie
aus der nachfolgenden Behandlungsgeschichte hervorgeht.
Jedenfalls scheint die Neurodermitis auf einem multifaktoriellen Geschehen zu beruhen. Die quälendste Begleiterschei-
nung ist der ständige Juckreiz. Die Haut ist zumeist trocken
und spröde, rauh, vergrößert (Elefantenhaut), gerötet und
fleckig.

Die Krankheit beginnt meistens mit Juckreiz, wobei es durch das dadurch ausgelöste Kratzen und Reiben zu Exkoriationen, zur Verdickung und Verhärtung der Haut kommt. Dann erst treten rautenförmige, mosaikartige Veränderungen der verdickten Haut auf, die als Lichenifizierung bezeichnet wird. Das wiederholte Kratzen und die Sekundärinfektionen führen wiederum zu Krustenbildung und zu Exsudation. Betroffen sind vor allem die Extremitäten. Emotional charakteristisch für diese Patienten ist eine dauernde Angespanntheit bei großem Bedürfnis nach Anerkennung und Erfolg. Gleichzeitig bestehen eindeutige Anzeichen einer zwanghaften Lebensweise. Generell soll Liebesverlust, besonders wenn bereits in der Kindheit erlebt, zum Ausbruch und zur Verschlimmerung der Krankheit führen. Starke Ablehnung durch die Mutter oder überproportioniertes Zärtlichkeitsverhalten werden verantwortlich gemacht. Die Störung der Zweierbeziehung soll einen wesentlichen Einfluß auf das Krankheitsbild haben, was für Ekzematiker ganz allgemein gilt. Bereits Franz Alexander, einer der Pioniere der Psychosomatischen Medizin, hat darauf hingewiesen, wie sehr die frühkindliche Situation das Erleben der Haut prägen kann. Die Patienten lenken die Aufmerksamkeit der Umgebung auf ihren Körper, um mehr Liebe und Zuwendung zu erhalten. Exhibitionismus wird so als Waffe im Konkurrenzstreben benutzt, löst aber auf der anderen Seite Schuldgefühle aus. Die Haut dient dem Exhibitionismus als »Werkzeug« und wird daher zugleich zum Ort schmerzhafter Plage.

Der Bezug der Neurodermitis zur aggressiven Gestimmtheit ist offensichtlich. Nicht nur das Kratzen gehört dazu, sondern der Juckreiz selbst. Elhardt verweist darauf, wie die psychischen Entwicklungsstörungen spezifischen Funktionssystemen und Organen zugeordnet werden können, wobei insbesondere die Hautveränderungen auf einer Aggressionsfehlentwicklung beruhen sollen. Dabei muß vor allem der intentionalen Entwicklungsphase, also jener der Entstehung von Objektbeziehungen (nach R. Spitz), eine besondere Bedeutung beigemessen werden. Mit der Geburt beginnt für das Kind die erste Vereinzelung. Es ist nicht mehr im biologischen Sinn ein Teil des mütterlichen Organismus. Trotzdem bleibt es abhängig von der Umwelt. Wichtig ist dabei die Atmung, aber auch der unmittelbare Hautkontakt. Auch da findet eine Trennung aus dem mütterlichen »Gehäuse« statt. »Dies«, so Elhardt, »macht es verständlich, warum psychosomatische Befunde bei Atemfunktionsstörungen und Hautkrankheiten gewisse Gemeinsamkeiten aufweisen und allergisches Geschehen sich (häufig, auch wechselweise) an diesen beiden Funktionsbereichen somatisch manifestieren kann.« Die Bedeutung des Hautkontaktes für die Entwicklung des Kindes ist uns zur Genüge bekannt. »Wie sehr Liebe und leibliche Präsenz der Mutter die gesunde Entfaltung des Kindes erst ermöglichen, zeigt bei deren Fehlen auch das häufige Vorkommen von Hautkrankheiten an… Bei Hautaffektionen der Kleinkinder trifft man ›fast immer‹ auf Mütter, ›die eine unbewußte feindselige Einstellung gegen das Kind haben und deswegen einen innigen, liebevollen Kontakt, wozu das ›Herzen‹ und Streicheln gehören, vermeiden‹« (Hoff / Ringel).

Bedürfnis nach Nähe, aber auch Angst davor, verbunden mit aggressiver Gestimmtheit, können letztlich für das Auftreten der Neurodermitis verantwortlich gemacht werden.

Eine etwa 43jährige Patientin, bekam erstmals Anfälle von quälendem Juckreiz im Alter von 20 Jahren. Zu diesem Zeitpunkt hatte die Mutter zum zweiten Male geheiratet. Die Anfälle kamen plötzlich und griffen vorerst auf Arme und Beine über. Das Leiden verschlimmerte sich, als sie eine Tätigkeit als Lehrerin auszuüben begann. Aus der Biographie der Patientin ist bekannt, daß sie in einer ländlichen Umgebung in extrem einfachen und armen Familienverhältnissen aufwuchs. Damals war sie vom Ehrgeiz besessen, Akademikerin zu werden, was sie dann auch verwirklichen konnte. Als sie 15 Jahre alt war, starb ihr Vater. Er war Alkoholiker gewesen und hatte für sie nie Zeit und kaum Bedeutung in ihrem Leben. Die Situation zu Hause war eigentlich durch die Auseinandersetzungen der Eltern, die Armut und eine gewisse Leibfeindlichkeit gekennzeichnet. Die Kinder – die Patientin hatte noch einen jüngeren Bruder – mußten jeweils nach der Schule auf dem Bauernhof mitarbeiten. Zur Zeit, als die Hauterscheinungen auftraten, hatte sie einen Mann kennengelernt, den sie viele Jahre später heiratete. Er selbst war nicht Akademiker; die Patientin, die sich inzwischen zur Lehrerin ausgebildet hatte, empfand ihm gegenüber wenig Liebe, da er für sie eigentlich der Ersatz für eine andere, nicht erwiderte Liebe war. Dazu kam der offensichtliche Bildungsunterschied, welcher bei ihr zu Gefühlen der Überheblichkeit, Arroganz, aber auch zu Schuldgefühlen führte. In der analytisch geführten Therapie kamen dann derart viele »Lebenskatastrophen« zum Vorschein, daß sich die Therapeutin richtig überschwemmt fühlte. Aufgrund eines vorübergehenden Liebesverhältnisses, das für die Patientin mit einer Enttäuschung endete, beging sie einen Selbstmordversuch. Dann wurde sie ungewollt schwanger, ließ das Kind abtreiben, ließ sich später sterilisieren und unternahm etliche Fluchtversuche aus ihrem für sie allzu engen Eheleben. Schließlich hängte sie auch ihren Beruf an den Nagel. Die Schule war für sie zu einem Alptraum geworden.

Die Situation und Persönlichkeitsstruktur dieser Patientin ist nicht untypisch für viele Neurodermitiker. Von Ehrgeiz und großem Bedürfnis nach Anerkennung besessen, hetzte sie von einer Sitzung zur anderen, in ständiger Angst, ihrer Aufgabe nicht zu genügen. Nachdem sie den Lehrerinnenberuf aufgegeben hatte, betätigte sich auf sozialem Gebiet, wo sie glaubte, die Anerkennung unmittelbar spüren zu können. Dies tat sie, ohne dafür die notwendigen menschlichen Qualitäten mitzubringen. Ihr ging es im Grunde um die Bestätigung ihres eigenen Selbstseins, nicht um die Mitmenschen. Hinter einer Schale von Höflichkeit, Verständnis, Sensibilität und Zuvorkommenheit konnte sie ihre Tendenz, nachtragend und wütend zu sein, verbergen. In ihrem »Privatkreis« spendete sie viel Gefühl und Verständnis für die anderen. Während der Zeit ihrer Therapie aber beklagte sie sich darüber, wie wenig Interesse die Menschen um sie herum für sie, die Kranke, zeigten. Da verwandelte sich die Güte und Offenherzigkeit den anderen gegenüber in offenen Haß und in Ärger. Ihr Haß betraf zunächst ihre Mutter, obwohl diese schon lange tot war. Sie sei primitiv und schmutzig gewesen, sie habe sie angeekelt. Ihrem Ehemann gegenüber empfand sie ebenfalls zwiespältige Gefühle. Äußerlich wollte sie ihm eine gute Ehefrau sein, innerlich ärgerte sie sich über so ziemlich alles, was er sagte oder tat. Einerseits spürte sie einen starken Wunsch nach Abhängigkeit, Zuneigung und Liebe, vor allem nach Geborgenheit; sie wollte sich wieder einmal als Kind fühlen dürfen. Dies konnte sie jedoch weder ihm noch sich selber offen eingestehen, was jedesmal wieder zu starkem Juckreiz führte. Es entstanden offene Wunden, Blutungen, Schmerz. Dadurch kam sie sich auch körperlich und sexuell abstoßend vor. Letztendlich war sie praktisch den ganzen Tag über mit ihrer Haut beschäftigt. Da wurde gekratzt, massiert, kontrolliert, eingeschmiert. Zwanzig Jahre lang suchte sie alle möglichen Hautärzte auf, bis sie schließlich das Daseinsanalytische Institut in Zürich aufsuchte. Dies geschah vornehmlich aufgrund eines Buches, das ihr von einer Bekannten zugestellt worden war, die an ähnlichen Symptomen litt und ebenfalls dort in Behandlung stand. Das Buch enthält die Vorlesungen, welche Medard Boss im Wintersemester 1939/40 an der Volkshochschule in Zürich gehalten hatte. Es ist dementsprechend populär geschrieben und enthält unter anderem einige Bemerkungen zur Frage der Hautkrankheiten. Es lohnt sich, in diesem Zusammenhang kurz darauf einzugehen, da die Patientin für sie wichtige Stellen in ihrem Exemplar rot unterstrichen hatte und im Verlauf ihrer Therapie immer wieder darauf zu sprechen kam. Bereits früh erwähnt Boss das sogenannte psychogalvanische Experiment als Beweis, wie fein die Haut »tatsächlich auf Gemütserregungen reagiert«. Bei seelischer Erregung findet nämlich eine Herabsetzung des elektrischen Hautwiderstandes statt (in den USA benutzt beispielsweise beim sogenannten Lügendetektor). Eindrücklicher sind jedoch zwei kurze Falldarstellungen. Boss erhielt eine 34jährige Frau zugewiesen, die seit 14 Jahren an einem immer wieder auftretenden ekzematösen Hautausschlag litt. Das Jucken war dabei so unerträglich, daß die Patientin nachts nicht schlafen konnte, sondern im Freien herumirrte. Psychisch war die Frau »ein ausgesprochener Zwangscharakter«, intellektuell hoch kultiviert, aber voll »verdrängter Haßtendenzen aus der Kinderzeit, die trotz der psychischen Absperrung immer noch von Zeit zu Zeit« in heftigen Wutattacken mit ihrem Mann durchbrachen. Diese »Affektausbrüche« waren stets von schwersten Gewissensbissen und gedrückter Stimmung gefolgt. Immer in diesen Phasen, schreibt Boss, in denen ihre ganze Aktivität gehemmt war, flammte die Hautaffektion bis zur Unerträglichkeit auf. Die Patientin soll einmal geäußert haben, wenn ihre Hand nicht mehr schlagen dürfe, dann schlage ihre Haut aus. Die Behandlung dieser Patientin dauerte zwei Jahre, wobei vor allem die »bis in die früheste Kindheit zurückreichenden Haßregungen« durchgearbeitet waren; im Verlaufe der Kur verschwanden die Hauterscheinungen und kamen, wie anläßlich einer Rückschau festgestellt wurde, auch Jahre später nicht mehr zum Vorschein.

Wie sehr die krankhaften Hauterscheinungen mit der Gemütslage der von ihnen Betroffenen zusammenhängen, beleuchtet Boss an anderer Stelle seiner »Vorlesungen«. Eine 22jährige Frau wurde kurz nach ihrer Hochzeit von ihrem Mann in die Therapie geschickt, weil sie immer reizbarer geworden war und ihrem Mann gegenüber starken Widerwillen empfand. Die Hautkrankheit, unter der sie litt, hatte recht harmlos mit einer oberflächlichen Hautschürfung begonnen. Diese entwickelte sich, allen therapeutischen Bemühungen zum Trotz, immer weiter, wobei Boss im Verlauf einer halbjährigen Behandlung einen Zusammenhang zwischen der »unbewußten« Abwehr der eigenen Weiblichkeit und der Hautaffektion feststellen konnte. Die Patientin hatte sich nämlich lange gegen das Eingehen einer Ehe gesträubt; als dies in der Psychotherapie durchgearbeitet war, wurde »die übermäßige Besetzung der körperlichen Wunde mit gestauter seelischer Energie und deren Aufrechterhaltung als Abwehrinstrument« überflüssig. Die Hautaffektion der Oberschenkel heilte nun unter denselben, früher wirkungslosen milden Salbenbehandlungen ab.

Mit dieser Kenntnis also begann auch die zuvor beschriebene Patientin ihre Therapie. Zunächst war sie allerdings von jener Ungeduld besessen, die für Neurodermitiker symptomatisch ist. Sie war davon überzeugt, daß ihre Hautaffektionen innerhalb von kürzester Zeit verschwinden müßten, falls die Psychotherapie »funktionierte«. Dabei übersah sie jedoch zwei wichtige Voraussetzungen einer solchen »Heilung«. Die eine davon war die, daß zu einer Psychotherapie, die diesen Namen verdient, die Beziehung zum Therapeuten, in diesem Falle zur Therapeutin eine wesentliche Rolle spielt. Zum andern, daß Ungeduld und Zeitdruck die Therapie nicht etwa begünstigen, sondern ganz im Gegenteil hemmen. Es galt demnach, in der Therapie eine Atmosphäre herzustellen, die weitgehend all dem widersprach, was die Persönlichkeit der Patientin ausmachte.

Sie war perfekt, zielstrebig und erfolgssüchtig. So sollte auch die Behandlung möglichst *sichtbar* und bald zu einem Ziel führen. Von Anfang an wollte sie genau wissen, wie lange die Therapie dauern werde. Sie selbst hatte sich eine Zeitspanne von höchstens einigen Wochen dafür eingeräumt. Gleichzeitig war sie wütend und unzufrieden darüber, daß sie regelmäßig und etwa zweimal pro Woche die Therapeutin aufsuchen sollte. Ihr großer Leidensdruck und die markante Introspektionsfähigkeit überwogen aber die angemeldeten Zweifel und Bedenken. Mit zunehmender Vertrautheit gelang es ihr, die anfänglich nur schlecht kaschierte Feindseligkeit ihrer Therapeutin gegenüber aufzugeben. Ein erster Erfolg im Sinne der Patientin ließ nicht lange auf sich warten. Als sie es sich erlauben konnte, ihrer Enttäuschung über verschiedene Beziehungspersonen, darunter ihr Gynäkologe, ihre Mutter, ihr Mann, sogar ihre Sekretärin, lautstarken Ausdruck zu verleihen, trat erstmals eine Besserung ihrer Hautaffektion ein. Die mit ihrer Aggressivität verbundenen Schuldgefühle meldeten sich aber alsbald wieder, unter anderem durch eine neuerliche Verschlechterung der Hautaffektion. Hatte die Patientin anfänglich geglaubt, daß mit der Behebung der Neurodermitis alles geregelt sei, so mußte sie nun einsehen, daß sie noch einen weiteren Weg zurücklegen mußte und daß mit einer Symptomheilung noch nicht alles erreicht sei. Gewiß wurde den die Krankheit offenbar auslösenden Faktoren Rechnung getragen. Die (zweite) Heirat ihrer Mutter war für sie nicht komplikationslos erfolgt. So sehr sie in der Therapie ihrem Haß und ihrer Wut über die Mutter Ausdruck verlieh, so sehr fühlte sie sich doch von ihr hintergangen, als diese zum zweiten Mal heiratete. Ebenso konfliktreich war ihre damalige intime Bekanntschaft mit ihrem späteren Ehemann. Vor allem aber mußte sie endlich die Frustration und Verletzung loswerden, die sie durch die unerwiderte Liebe zu einem anderen Manne das ganze Leben hindurch verfolgte.

In vielen Bereichen ihrer Existenz war die Patientin noch kindlich geblieben. Davon zeugten u. a. ihr ständiger Wunsch, Mißerfolge zu verdecken, die Erwartung, von ihrem Mann wie ein Kind durch das Leben getragen zu werden, ihre Unreife, Mutter zu werden und zu sein. Sie selbst sagte einmal, sie wäre lieber als Knabe denn als Mädchen geboren worden. Ihre Unreife als Frau, so die Therapeutin in ihrem Bericht, spiegelte sich in ihrer mädchenhaften Art, sich zu kleiden, wider, was in einem gewissen Widerspruch zu ihrem harten und asketischen Gesichtsausdruck stand. Dies wirkte sich auch auf ihre Beziehungen zu den Mitmenschen ihres Alltagslebens aus, denen sie oft fremd und abweisend erschien. Dazu kam, daß sie sich für ihre familiäre Herkunft schämte. Die vielfältige Abhängigkeit schränkte sie sehr ein. Sie bewegte sich in einer für sie so großen Unsicherheit, Verlorenheit und

Bedrängnis, daß sie sich gegen alle Bereiche des Lebens verschloß, und zwar in einer Weise, daß sie immer tiefer in eine extreme grundsätzliche Abwehrhaltung geriet. In ihrer ganzen Existenz war sie auf Abwehr gestimmt, was zu einer sogar äußerlich zur Schau getragenen Spannungshaltung führte. Selbst der Therapeutin gegenüber konnte sie eine grundlegende zwangshafte Verhaltensweise nicht verhehlen.

Die Patientin hat die Therapie nach zwei Jahren beendet. Zu ihrem Mann hat sie, nachdem es im Verlauf der Behandlung fast zur Scheidung gekommen wäre, eine befriedigende Beziehung gefunden. Daß in so kurzer Zeit nicht alle Probleme und Konflikte gelöst werden konnten, liegt auf der Hand. Die Neurodermitis ist vollständig abgeheilt; die Patientin hält ihre Therapeutin nach wie vor darüber auf dem laufenden.

Was aber den Umschwung brachte, war die während der Therapie erfolgte Umkehr der hochgradig destruktiven Aggressivität in eine positive Aktivität. Aggressivität braucht nämlich nicht destruktiv zu sein, auch wenn sie mehrheitlich, ja fast ausschließlich in diesem Sinne mißverstanden wird. Befragt man die einschlägigen Wörterbücher, so ist der Begriff fast immer mit jenem der Feindseligkeit und des Angriffs, der Machtausübung, Gewalttätigkeit verbunden. Selbst im Historischen Wörterbuch der Philosophie wird die Aggression zunächst definiert als ein »manifestes Verhalten, welches einen körperlichen oder symbolischen Angriff auf Personen, Tiere oder Gegenstände mit dem Ziel darstellt, Schaden zuzufügen«. An manchen Stellen wird allerdings darauf hingewiesen, daß Aggressivität auch positive Aspekte besitze und für das Zusammenleben der Menschen von Wichtigkeit und eigentlich dem Lebenstrieb gleichzusetzen sei. Geht man nämlich der ursprünglichen Wortbedeutung nach, dann sieht man, daß *aggressio* ein durch Assimilation entstandenes Wortgebilde ist. Es kommt vom lateinischen ad-gredior, was lediglich »schreiten«, »an einen anderen herangehen«, »sich an jemanden wenden«, auch »an ein Werk herangehen«

meint. Erst in zweiter, gleichsam privativer Form kommt dann das Angreifen dazu. Letzteres kann positiv (etwas angreifen) oder negativ gesehen werden.

Gehen wir nun davon aus, daß der Juckreiz und das zugehörige Kratzen eher destruktive Momente der Aggression darstellen, wobei Kratzen und Jucken einen unheilvollen Kreislauf bilden, dann müßten sich, bei anderer Anwendung des Begriffes, neue therapeutische Ansätze ergeben. Das aggressive Potential, so scheint mir, muß gerade in der aggressiven Form der Krankheit genutzt werden, so paradox dies klingen mag. Dazu genügt es aber nicht, im Juckreiz und vor allem in der kratzenden Abwehr desselben lediglich einen (vornehmlich sexuellen) Lusteffekt zu sehen. Das Kratzen als Ersatz für Masturbation ist, abgesehen von nachweislich sexualneurotischen Aktivitäten, eine rein psychologische Konstruktion. Tatsächlich wissen wir, daß aggressive Momente bei vielen Krankheiten eine große Rolle spielen. Die Aggression mag »gedeckt« verlaufen, ihre Verborgenheit kann Ausmaße annehmen, die nicht einmal dem Betroffenen selbst bewußt sind. Anstelle einer explosiven kommt es zu einer »implosiven« Reaktion, »zu einer Feindseligkeit, die sich innerlich ereignet« (A. Ziegler). Auf die Haut bezogen heißt dies: Sie ist nicht mehr Möglichkeit von Offenständigkeit und Weite, von Kommunikation und Beziehung, sondern nur noch Austragungsort der Abgrenzung, der Distanzierung und Abwehr. Die Haut wird zum Problem. Die dadurch erfolgte Beziehungsstörung beruht auf Gereiztheit, Ärger, Wut. Damit hat sich die Therapie auseinanderzusetzen.

Dies bedeutet zunächst, die Abgrenzung als solche zu erkennen und zu überwinden. Nichts anderes kann zumindest in einem ersten Schritt der Behandlung geleistet werden. Man nennt dies die Durcharbeitung der Lebensgeschichte, die Bereinigung bisher unterdrückter und abgewehrter Beziehungskonflikte, beispielsweise mit den Eltern. Dazu kommen die situativen, d. h. gegenwärtig erlebten Frustrationen, die wie Wespen am Gefühlsleben des Individuums nagen. Dieser Teil der Therapie gehört in die Rubrik der aktiv-aggressiven Emotionalität, die einem reinigenden Gewitter vergleichbar ist. Dann erst kann die zweite Phase folgen, jene der Wiederöffnung mitmenschlicher Beziehungsfähigkeit, wiederum verbunden mit einer diesmal gesunden, lebensbejahenden und auf Selbstvertrauen gründenden Aggressivität im Sinne des ad-gredior.

Sehen wir nun in den spezifisch durch die juckende Hautsensation gekennzeichneten Störungen den im Körper ausgetragenen reizbar-aggressiven Weltbezug, so leuchtet uns auch sofort ein, daß in einer Therapie diese Reizbarkeit auch hinsichtlich der Beziehung zum Therapeuten eine entsprechende Rolle spielt. Dann aber sollte man auch nicht von Regressionen und »multifaktoriellen« Krankheitsentstehungen sprechen, sind doch diese zumindest ebenso unspezifisch. Aber zweifellos ist hier Thomä beizupflichten, die seelische Mitverursachung der Neurodermitis lasse sich auch anhand eines Falles geglückter Psychotherapie nachweisen.

Bei der zuvor geschilderten Kranken war die Beziehung zur Therapeutin sehr wesentlich. Aggressive Gefühle von seiten der Patientin wie von seiten der Therapeutin (sog. Gegenübertragung) spielten im Heilungsprozeß eine besondere Rolle. Es fiel der Patientin oft außerordentlich schwer, in der Couch-Situation eine gewisse Contenance zu bewahren. War sie einmal ärgerlich, so versuchte sie dies wenn immer möglich zu verheimlichen. Die Therapeutin spürte jedoch die immense Spannung, die sich der Kranken bemächtigte und häufig zu einem spürbar unangenehmen Schweigen führte. Auch bei ihr löste dies nicht selten das Gefühl einer gewissen Ohnmacht aus, eine Unruhe, die jener der Patientin entsprach. Erst als auch dies zur Sprache kommen konnte, wurde ein Damm gebrochen, was zu einer offeneren Beziehung und schließlich zur Heilung vom quälenden Juckreiz führte.

In diesem Zusammenhang möchte ich eine hochinteressante Feststellung erwähnen, die eine Diplomandin des Instituts für Angewandte Psychologie anläßlich der Befragung einiger Neurodermitis-Patientinnen machte. In den Interviews, so schreibt sie, gingen jeweils »seltsame Dinge« bei ihr vor. Saß ihr »so ein Mensch mit ›verletzter Haut‹ (und Seele) gegenüber«, dauerte es nicht lange, bis sich ihre (der Interviewerin) Haut bemerkbar machte. »Es juckte mich an vielen Stellen meines Körpers, aber vor allem an den Händen, und ich mußte mich kratzen und bewegen... Es juckte mich« (Aich). Wieweit es sich hier um eine von der Interviewerin nicht bewußt erfahrene Identifikation mit den Patienten handelte, soll offengelassen werden. Jedenfalls ging in ihr etwas vor, das mit dem Wesen der Neurodermitis zu tun hat – eine Art aggressiver Gegenübertragungsreaktion. Die Autorin ist der Ansicht, daß die eigenen Gefühle beim Anblick eines Hautkranken »mit Fug und Recht als Diagnostikum« eingesetzt werden können, »verweisen sie doch von alleine auf Zusammenhänge, die das Mikroskop und der histologische Schnitt nicht zeigen können«. Gefühle zu haben heiße nichts anderes als Hinhorchen und Hinschauen auf das Unausgesprochene. Es komme daher nicht von ungefähr, daß es einen im Interview mit Neurodermitikern früher oder später zu jucken beginne. Es herrsche eben »eine Atmosphäre der Enge und Abwehr«.

Diese Enge verweist tatsächlich auf eine einseitige Verwendung der Haut als Grenzorgan zum Ausleben der Krankheit. Der von Juckreiz befallene Mensch möchte tatsächlich am liebsten »aus der Haut fahren«. Sein Raum ist begrenzt und dadurch gerade dessen verlustig gegangen, was im Grunde das Wesen des Raumes ausmacht: das Offene und Erhellende. Deshalb auch zieht sich der Neurodermitiker zurück in die Isolation seiner Haut. Dies wurde u. a. von Katharina und Michael Jung anhand einiger Fallbeispiele aufgezeigt. Die Neurodermitis als »tendenziell totale Außenhautentzündung ist die Krankheit der gestörten Dialogfähigkeit schlechthin«. Von den Neurodermitikern wird gesagt, sie seien meist disziplinierte, kluge und verantwortungsbewußte Menschen, die sich aber ihre Überforderung nicht eingestehen, die nicht

»nein« sagen und keine Hilfe in Anspruch nehmen können. Sie sind sogar von sich selbst, ihren Gefühlen abgeschnitten. In der Fachsprache bezeichnet man dies als Alexithymie. Nicht von ungefähr haben sich bereits therapeutische Selbsthilfegruppen gebildet, in denen versucht wird, die Kommunikation des Gefühlsmäßigen auf die sprachliche Ebene zu bringen. Wie schwer sich aber Hautkranke auch in einer ganzheitlichen Psychotherapie tun, in welcher im besonderen ihre Beziehungsfähigkeit angesprochen wird, hat u. a. C. Detig in einer Übersicht einiger Krankheits- und Behandlungsverläufe deutlich gemacht. Der Titel ihres Buches lautet denn auch bezeichnenderweise: »Hautkrank: Unberührbarkeit aus Abwehr?«. Daß dies aber nicht nur für die Neurodermitis gilt, beweisen vor allem die noch stärker äußerlich sichtbaren Ekzemerkrankungen.

Ekzeme

Haben wir uns bei der Betrachtung der atopischen Dermatitis noch wenig um die frühkindliche Entstehungsgeschichte der Kranken gekümmert, so zwingt uns die Ekzemkrankheit generell, dies in vermehrtem Maße zu tun, da sie in besonderer Weise dazu prädestiniert zu sein scheint, den Beziehungscharakter der Krankheit in den Vordergrund zu stellen. Vor allem scheinen Frustrationen der affektiven Bedürfnisse bei diesen Kranken bis in die frühe Kindheit nachweisbar zu sein, im späteren Alter Störungen der Sexualität sowie affektive Traumata vor jedem Schub – letztere aber nicht spezifisch (Granziani und Stern). Vorauszuschicken ist der Hinweis, daß der Ekzemkranke nicht in einem anderen Weltbezug erkrankt als andere Hautkranke, daß hingegen doch gewisse typische Befunde erhoben werden können, die beim »reinen« Hautkranken nicht so sichtbar sind. Angaben über die biographischen Daten bei Ekzematikern finden sich vor allem bei A. Heigl-Evers, R. Schneider, K. Bosse und E. Stern. Stern verweist auf die Feststellung, daß neben organischen Faktoren, konstitutionelle und allergische Momente, Ernährungs- und Stoffwechselstörungen, vor allem den Kindheitserlebnissen bei ekzematösen Erkrankungen eine wichtige Rolle zukommt. Auch da muß man sich allerdings vor Verallgemeinerungen hüten. Immerhin sind die statistischen Befunde recht aufschlußreich. Man könne zusammenfassend sagen, »daß in den Fällen von Ekzemen die Frustration in der Kindheit, der Mangel an Liebe und Zuneigung, und in engem Zusammenhang damit der Mangel an Sicherheit« überaus häufig seien.

Die Bedeutung der Liebesfrustration im Kindesalter wurde nicht lediglich durch nachträgliche Befragung von erwachsenen Ekzempatienten festgestellt, sondern auch durch direkte Beobachtung ekzematöser Kleinkinder. In den meisten Fällen wurde festgestellt, daß die Mütter reizbar und nervös waren, zum Teil aggressiv und jähzornig. Das auffallendste Ergebnis war, daß von den untersuchten Kindern ein Großteil bei der Geburt bereits unerwünscht waren; dazu kamen weitere Fälle, in denen sich die Eltern über das Geschlecht des Kindes ärgerten. Auch die Väter galten als »nervös« und unausgeglichen. Die Beobachtung während der Konsultation und im Behandlungsraum zeigte bei den meisten Müttern »eine gewisse Kälte und Gleichgültigkeit ihrem Kinde gegenüber«. Die Tränen und Schreie des Kindes rührten die Mutter wenig. Einige dieser Mütter hatten ihr Kind während der Behandlung nicht ein einziges Mal an sich gedrückt und liebkost und auch keine Zärtlichkeit manifestiert. Häufig wurde dagegen beobachtet, daß die Mütter ungeduldig wurden, sobald das Kind zu schreien begann oder versuchte, die Aufmerksamkeit auf sich zu lenken. Auch in psychologischen Testversuchen wurde festgestellt, daß bei vielen Müttern eine gewisse Hostilität offenkundig war. Stern spricht von einer »affektiven Trennung« des Kindes von der Mutter. Nicht selten werden sogenannt »affektive« Schocks als auslösende Faktoren bei den Müttern gefunden, oft aber auch neurotische, vor allem obsessionelle Persönlichkeiten. Diese wirken sich denn auch vornehmlich auf das Verhalten jener Mütter aus, die – möglicherweise auch aufgrund ihrer Schuldgefühle – die Kinder überfürsorglich betreuen, wobei besonders der *Reinigung* höchste Aufmerksamkeit zuteil wird. Wenn aber nur eine »reine« Haut Anlaß für Zärtlichkeit gibt, ist dies nicht nur für den Säugling und das Kleinkind unzureichend, sondern auch für den Erwachsenen. Auf ein interessantes Detail, das aber von Bedeutung zu sein scheint, macht Krichhauff aufmerksam: die existentiell erlebten Verdurstungsängste bei Ekzematikern, denen die Mutterbrust verweigert wurde. Nun geht es dabei, wie längstens bekannt und durch psychoanalytische Untersuchungen belegt, nicht nur um die Ernährungsfunktion der Brust, sondern um einen viel innigeren Kontakt des Kindes zu der Mutter.

Ekzematiker brauchen einerseits Distanz und einen sie sichernden Abstand vom Mitmenschen, andererseits aber gerade das Gegenteil. Durch ihe biographische Entwicklung mißtrauisch geworden, suchen sie einerseits Zuflucht in der Resignation, in der Selbstentwertung. Andererseits bestehen starke, wenn auch diffus vage Sehnsüchte nach Kontakt, nach dem In-Fühlung-Sein, »die einen ausgesprochenen Anspruchcharakter haben können, der Art, daß der andere Mensch durch seine gefühlshafte Aktivität – durch Interesse, Einfühlung, Zärtlichkeit und Hingabe – bei dem Ekzemkranken das Erleben von Kommunikation, Verbundenheit und In-Fühlung-Sein bewirken soll (Heigl).

Was in diesem Zusammenhang vom endogenen Ekzem gesagt wird, gilt nicht nur für die atopische Dermatitis, sondern für chronische Ekzeme gemeinhin. Diese Betrachtung soll denn auch mit einer Falldarstellung aus dem Daseinsanalytischen Institut in Zürich abgeschlossen werden, über die der behandelnde Therapeut eindrücklich berichtete:

Die Patientin wurde als drittes Kind einer Familie geboren, die in der Nähe einer Großstadt in der Schweiz lebte. Der Vater, ein selbständig tätiger Mann, wurde zunächst von ihr als ein schweigsamer Patriarch beschrieben, der entweder tagelang kaum ein Wort sagte, dann aber genaue Anweisungen gab, wie sich die übrigen Familienmitglieder zu verhalten hätten. Er führte zwar ein eigenes Geschäft, hatte aber sein Büro in der häuslichen Wohnung und war demzufolge immer präsent, was die Patientin oft als grausam und unerträglich erlebte. Sie und ihr vierjähriger Bruder mußten zu Hause still sein, da der Vater seine Arbeitsruhe brauchte. Die Mutter, eine eher liebe, aber »schwache« Frau, unterwarf sich ebenfalls dem Gebot des Hausherrn.

Als die Patientin vier Monate alt war, trennte sich die Mutter vorübergehend von ihrem Mann und zog mit den beiden Kindern – das erste war in einem Heim – in ihre Geburtsstadt. Sie übernahm dort, wegen der Erkrankung der Großeltern, das Familiengeschäft. Während der kleine Bruder von morgens bis abends in einem Kinderhort den Tag verbrachte, blieb die Patientin wohlversorgt im Bett, wo sie jeweils am Abend von der Mutter schlafend vorgefunden wurde.

Nach der Rückkehr der Mutter in die Schweiz besuchten die Kinder dort die Schule. Die Patientin kam schließlich ihrer guten intellektuellen Begabung wegen in ein Gymnasium, wo sie aber oft versagte. Zur Zeit der Menarche und zu Beginn ihrer Pubertät wurden ihre Leistungen schlechter, und gleichzeitig traten ekzematöse Hautveränderungen auf, die sich in der Folge chronisch weiterentwickelten und von verschiedenen Ärzten behandelt werden mußten. In dieser Zeit begann sie sich erstmals, aber intensiv für das andere Geschlecht zu interessieren, wobei sie ältere Männer bevorzugte. Gleichzeitig aber ließ sie sich vor allem mit Männern ein, die in irgendeiner Weise hilfsbedürftig waren oder ihr zumindest als »schwach« erschienen. Auslandsaufenthalte ermöglichten ihr eine Distanz zu ihrer Familie, auf die Entwicklung ihrer Hautkrankheit schienen sie aber keinen Einfluß zu haben. Dies, so die Patientin, war zumindest oberflächlich gesehen der Grund, warum sie sich in keine dauerhafte Beziehung einlassen konnte, sondern ihre Liebhaber jeweils kurzfristig wechselte.

Von einem Dermatologen schließlich für eine Psychotherapie motiviert, wandte sie sich an das Daseinsanalytische Institut in Zürich.

Auslösend war für die Kranke selbst ein Ferienerlebnis, nachdem sie wieder einmal eine neue Bekanntschaft eingegangen war. Sie wollte mit dem Mann einige Tage in den Bergen verbringen. Bereits in der ersten Nacht jedoch, die sie mit ihrem Freund in einem Zelt verbrachte, erwachte sie aus einem tiefen Schlaf, weil ihre Haut am ganzen Körper zu jukken begann. Die auftretenden Hautefloreszenzen ließen die ganze Haut rot erscheinen, diesmal nicht nur an den früher üblichen Stellen an den Händen und Beinen. Die Ferien wurden abgebrochen, die Patientin fühlte sich in einem derartigen Zustand von Panik, daß sie sich ins Krankenhaus überweisen ließ. Nach einer Cortison-Behandlung fühlte sie sich etwas besser; der Arzt, ein junger Assistent der Klinik, kümmerte sich als erster um »ihre Psyche« und empfahl ihr, wie gesagt, eine Psychotherapie.

Der Behandlungsbeginn war durch einige Merkmale bestimmt, die der behandelnde Arzt als typisch für Dermatitiker bezeichnete. Die Patientin wagte kaum, ihn anzusehen, vor allem übernahm sie sofort die Führung des Gesprächs, so als ob sie Angst vor eventuellen Fragen des Therapeuten hätte. Die ersten Stunden waren denn auch vor allem durch den Versuch der Kranken, sich abzugrenzen, gekennzeichnet. Immerhin gelang es ihr, im Laufe der Therapie die Distanz etwas aufzugeben und ihr anfängliches Mißtrauen durch eine vertraulichere Haltung zu ersetzen, so daß schließlich eine tiefenpsychologisch-analytische Behandlung durchgeführt werden konnte.

In dieser wurde zunächst eine gewisse Korrektur ihrer biographischen »Erinnerung« vorgenommen. Das Vaterbild wurde als erstes korrigiert: Er war nicht nur der abweisende und schweigsame »Diktator«, sondern auch liebevoll und im wahrsten Sinne des Wortes »väterlich« gewesen. Dies zeigte sich auch den anderen Kindern gegenüber. Das erste, ein Knabe, war mongoloid und mußte, wie gesagt, in ein Heim eingewiesen werden. Während die Mutter, ursprünglich als besonders liebevoll geschildert, das Kind nie besuchte, hat sich der Vater immer wieder um es gekümmert und es besucht. Die Beziehung zur Mutter war also nicht so konfliktfrei, wie anfänglich bemerkt. Vor allem tauchten Erinnerungen über die Zeit auf, als sie von der Mutter jeweils ganze Tage allein gelassen worden war.

Während die ersten Stunden vor allem der »Hautkrankheit« gewidmet waren, also »sachbezogen«, traten Beziehungsprobleme einerseits mit dem Therapeuten, andererseits mit Freunden außerhalb der Analyse auf. Zum Analytiker fand sie nach einer Phase des Widerstandes ein gutes Verhältnis. Anfänglich sträubte sie sich während etwa 67 Stunden, sich auf die Couch zu legen. Dann überwand sie sich, lag aber so, daß sie mit dem Therapeuten stets in Blickkontakt bleiben konnte. Schließlich nahm sie die »normale« Liegehaltung ein, was sie selbst als Vertrauensbeweis deklarierte. Außerhalb der Therapie ließ sie sich auf länger dauernde Beziehungen ein, was für sie ein völliges Novum war. Schließlich bezog sie mit einem jungen Mann eine Wohnung, wo sie beim Abschluß der Behandlung noch mit ihm zusammenlebte.

Vor allem änderte sich das Verhältnis der Patientin zu ihrem Vater. Hatte sie ihn früher, in der Kindheit und Jugendzeit, als despotisch abgelehnt, so ging ihr auf, daß auch er unter einer Lebensunsicherheit litt und voller Ängste war. Vierzehn Monate nach Beginn der Behandlung verschwanden die Hautsymptome der Patientin, nachdem ihr klargeworden war, daß hier ein direkter Bezug zu ihrer eigenen Entwicklung zur Frau bestand. Pubertät, berufliche Entwicklung, mit Frustrationen verbunden, Ablösungsproblematik im familiären Bereich, Beziehungsschwierigkeiten mit Männern, vor allem Beziehungsängste konnten verarbeitet werden. Nach einigen Rückfällen verschwanden die Hautsymptome endgültig. Trotzdem war für die Patientin klar, daß sie noch einige Probleme zu bewältigen hatte, bevor sie die Therapie endgültig als beendet betrachten konnte. Sie selbst kommentierte ihre Besserung mit den Worten: »Meine Haut wurde erst dann gesund, als ich den Kampf aufgegeben habe und mich nicht immer schützen zu müssen glaubte.« Schützen mußte sie sich vor allem vor ihren eigenen Gefühlen, die sie vom Zeitpunkt ihrer ersten Menstruation an gegenüber ihrer erwachenden Sexualität und der Männerwelt verspürte.

Die vorliegende Geschichte erinnert an den Fall eines Patienten, der von Georg Schwöbel beschrieben wurde. Es handelte sich um einen 54jährigen Mann, der es vom Handlanger zum Fabrik- und Bankbesitzer gebracht hatte. Seit Jahren quälte ihn ein offenbar allergisches Ekzem: Hände und Gesicht waren stark gerötet und geschwollen, ein furchtbarer Juckreiz befiel ihn vor allem in den Abendstunden, so daß er kaum Ruhe fand. Aus der Kranken- und Lebensgeschichte ging hervor, daß er immer vergeblich die Liebe und Anerkennung des Vaters gesucht hatte, daß seine Mutter kränklich und depressiv war und auch unter einem Ekzem litt, das nach ihrer Heirat ausgebrochen war und therapieresistent blieb. Seine Sexualität konnte er kaum ausleben, er war impotent und litt an vorzeitigem Samenerguß. Bei dieser Gelegenheit berichtet Schwöbel, daß von acht von ihm psychotherapeutisch behandelten Ekzemkranken sechs in irgendeiner Weise impotent und alle in ihren Liebesbeziehungen gestört waren.

Daß es sich um ein allergisches Ekzem handelte, ergab sich u. a. auch daraus, daß der Patient zeit seines Lebens auf verschiedene Nahrungsmittel allergisch reagierte. Diese konnte er schon seit seiner Kindheit nicht mehr ertragen; bereits bei ihrem Anblick empfand er einen »unaussprechlichen Widerwillen und Ekel«. Immer dann, wenn er versuchte, Äpfel, Pfirsiche, Erdbeeren oder rohe Eier zu essen, schwollen seine Lippen an; gleichzeitig kam es zu einer Verschlimmerung der Ekzemkrankheit. Das Gleiche geschah, wenn er mit Pferde- oder Hundehaaren, »allerdings nur von einer ganz bestimmten Rasse«, in Kontakt kam. Dies führte dann zu Atemnot und Gänsehaut. Alles zog sich bei ihm zusammen, und es fror ihn. Besonders gegen Eier war er empfindlich. Das Ei war für ihn »der Inbegriff der Fruchtbarkeit des Lebens und des Lebendigen«. In dieser Frage nach der Bedeutung des keimenden Lebens »erkannte« der Patient, so Schwöbel, »die Unreife und die Unfertigkeit seines eigenen Lebens«, und er mußte sich eingestehen, daß er selbst niemals ein solches Werden und Reifen, wie es die Natur in ihrer Fruchtbarkeit zeigt, in sich verspürt habe. Auch gegen das Tierische war der Patient in einer ähnlichen Abwehrhaltung. Dies betraf aber, wie gesagt, eine bestimmte Rasse, Pferde nämlich und Hunde, die seine Beziehung zu einer bestimmten Frau betrafen. So erwies sich, daß seine Allergie nicht nur symptomreich war, sondern in seine ganze, sein Leben beherrschende Überempfindlichkeit hineingehörte. Im Grunde noch klein und unselbständig, trotz sozialen Erfolges, führte er ein Scheindasein. In Freude und Trauer war er unecht, gekünstelt und übertrieben, »da die menschliche Tiefe nicht mitschwang«. Aus dieser Unsicherheit heraus entwickelte der Patient eine starre und übermäßig angespannte Haltung, wobei er in eine Abwehr gegen alles Natürliche, Kräftige und Vitale geriet. Die Haut, die ja den ganzen Körper umspannt und äußeren Halt gibt, wurde rissig, brüchig und offen. Das Anschwellen seiner Lippen, kaum versuchte er in einen Apfel zu beißen, wurde von Schwöbel dahingehend interpretiert, daß er auch das Natürliche und Lebendige nicht in sein Leben einlassen und als zu seinem Leben gehörend betrachten konnte. Als ihm im Verlauf der analytisch geführten Therapie dies gelang, kam auch das Ekzem zur Abheilung.

Dieser Fall verweist u. a. auf die von namhaften Forschern beschriebene periorale Dermatitis, ein Krankheitsbild, das erst seit kurzem in den dermatologischen Lehrbüchern beschrieben wurde (I. Rechenberger). Sie zählt zu den psychoneurotisch bedingten Hautveränderungen und zeigt sich als eine im Gesicht, vor allem um den Mund herum lokalisierte hochgradige Entzündung mit Rötung, Pseudopusteln und Ödem. Rechenberger fand bei Patientinnen (die Krankheit betrifft zumeist Frauen) eine zwangsstrukturierte Persönlichkeit, wobei sie von ständigem Zweifel geplagt wurden, ob ihre Haut auch genügend gepflegt sei (»Overtreatment« oder »Stewardessen-Krankheit«). Das Verbot jeglicher Hautbehandlung und die diktatorische »pharmakologische Hilfeleistung« führten zur Heilung. Wenig überzeugend ist hingegen die Feststellung der Autorin, »da durch verzerrte Objektbeziehungen und Übertragungsreaktionen aus banalen Hautveränderungen das oft schwere Krankheitsbild der perioralen Dermatitis entsteht«, hätten wir es nicht mit einer psychosomatischen Erkrankung »im eigentlichen Sinne«, sondern mit einer »psychoneurotisch bedingten Dermatose« zu tun. Hier kommt wohl ein grundsätzliches Mißverständnis zum Ausdruck, was denn eigentlich eine »psychosomatische« Krankheit sei und was diese von einer »psychoneurotisch bedingten Erkrankung« unterscheide. Anders beurteilt u. a. Hornstein die Periorale Dermatitis als eine »psychosomatische Ausdrucks- oder Reaktionskrankheit«, die vorwiegend bei »besonders gepflegten, psychisch differenzierten Frauen mit höheren sozialen Ansprüchen oder in gehobenen beruflichen bzw. gesellschaftlichen Positionen« mit vegetativen Begleiterscheinungen in kritischem Zusammenhang mit partnerschaftlichen oder beruflichen Konfliktsituationen oder Dauerbelastungen auftritt. Anne Thurn ergänzt diese Angaben durch den Hinweis auf den ausgeprägten Narzißmus, der wiederum Folge einer frühkindlichen Frustration und Vater-Abhängigkeit sein soll. Hinsichtlich der spezifischen Lokalisation der Krankheit wird darauf verwiesen, daß die Regionen Haut, Mund, Augenumfeld »in hervorragendem Maße Regionen des Liebens, der Berührung«, der Wahrnehmung darstellen. Die Krankheit soll infolge ihres abstoßenden Charakters den Menschen isolieren und vor weiteren Enttäuschungen bewahren.

Ebenfalls vor allem junge Frauen betrifft das Gardner-Diamond-Syndrom (Frantzen, Voigtländer, Henning), das noch recht unerforscht ist, aber durch schubartig auftretende schmerzhafte blaue Flecken, vielfältige körperliche Beschwerden und eine charakteristische psychische Konstitution gekennzeichnet ist. Die Persönlichkeitsstruktur der Patientinnen soll durch Masochismus, Hysterie, Depressivität und Ängstlichkeit sowie Hemmung von Gefühlsäußerungen bestimmt werden. Während eine einheitliche Entstehungsursache des Gardner-Diamond-Syndroms als unwahrscheinlich gilt, soll psychischen und immunologischen Faktoren die größte Bedeutung zukommen. Plassmann hat eine Frau beschrieben, bei der die schmerzhaften Hautblutungen in Zusammenhang mit einer Borderline-Struktur standen. Die Patientin erkrankte im Alter von 26 Jahren an schmerzhaften, mit Jucken und Kribbeln einhergehenden Hauthämatomen. Es kam zur Ausbildung schmerzhafter blauer Flecken an Armen und Beinen. Die Patientin verlangte eine Gewebeentnahme und Injektionen und reagierte auf deren Verweigerung durch die Ärzte mit Wut- und Zornesausbrüchen. Plassmann bezeichnete die einander widerstrebenden Gefühle und das Verhalten der Patientin als eine »narzißtische Konversion«.

Sehen wir einmal von den verschiedenen psychologischen Theorien über Hautkrankheiten ab, so fällt doch auf, daß zumindest ein großer Teil dieser Erkrankungen nicht isoliert vorkommen, sondern häufig mit anderen Störungen kombiniert sind. Im besonderen gilt dies für die psychoneuroimmunologischen Störungen bei den allergisch determinierten psycho-vegetativen Beschwerden, wie sie beispielsweise von Sigrun Schmidt-Traub beschrieben wurden. Die häufigste Kombination dürfte aber vor allem das Vorkommen einer atopischen Dermatitis mit dem Asthma bronchiale sein, weswegen eine Besprechung der Allergien sich nicht lediglich auf Hautkrankheiten beschränken kann.

Allergien

Es ist erstaunlich, daß bei der weiten Verbreitung allergischer Erkankungen einerseits und dem gewaltigen Schrifttum über Psychosomatik andererseits die Bedeutung psychosomatischer Faktoren für die Entstehung und den Verlauf allergischer Krankheiten einen relativ geringen Niederschlag in der wissenschaftlichen Literatur gefunden hat. Wohl gibt es Einzeldarstellungen, beispielsweise über das Asthma bronchiale, doch kaum nennenswerte Monographien zum Gesamtgebiet der Allergologie aus psychosomatischer Sicht. Bereits 1962 wurde in einer Buchbesprechung von Samuel J. Prigals »Fundamentals of Modern Allergy«, das von fast 60 Autoren der New Yorker Allergy Society bearbeitet worden ist, darauf hingewiesen, es sei befremdend, wie wenig in der umfangreichen Literatur und in der Praxis dem Einfluß psychischer Momente Beachtung geschenkt werde, wobei auch die Möglichkeiten der Psychotherapie zwar erwähnt, jedoch sehr kursorisch abgehandelt würden. Nicht wesentlich anders ergeht es dem Leser psychosomatischer Lehrbücher, von einigen Ausnahmen abgesehen. Zunächst einmal mußte die Frage geklärt werden, ob es überhaupt eine »psychogene« Allergie gebe, oder ob nicht vielmehr ein Zusammenspiel von psychischen und somatischen Kräften, von Disposition und lebensgeschichtlicher Entwicklung sowie hereditäre Momente für das Entstehen allergischer Abwehrvorgänge des Organismus verantwortlich zu machen seien. Denn daß es sich bei den Allergien um Abwehrreaktionen handle, stand für die Allergieforschung bereits früh außer Zweifel. Die Frage war nur, welcher Art diese Abwehrvorgänge sein sollten. Die Psychoanalyse hat ihre Lehre von den psychischen Erkrankungen bekanntlich weitgehend auf dem Vorkommen von »Abwehrmechanismen« aufgebaut, auf Vorgängen also, die ein Zulassen libidinöser Strebungen verhindern sollten, da diese aufgrund gesellschaftlicher Normen verpönt wären und demzufolge verdrängt werden müßten. Im Hinblick auf die psychosomatischen Erscheinungen sprach Mitscherlich sogar von einer zweiphasigen Abwehr, wobei sich die erste Phase auf die der Neurose innewohnende Verdrängung, die zweite auf den Sprung in die Anonymität des Körperlichen bezog. Daß in diesem Zusammenhang der Begriff »Abwehr« einerseits von der somatisch feststellbaren Antigen-Antikörper-Reaktion, andererseits vom psychoanalytisch geprägten Neurosenmodell sich herleiten läßt, liegt auf der Hand. Dies ist nun nicht Gegenstand unserer Untersuchung. Beide sind für das psychosomatische Verständnis der Allergien nicht ausschlaggebend. Es steht zudem außer Frage, daß mit der Übernahme psychoanalytischen Gedankengutes auch die Probleme um sogenannte »unbewußte« Strebungen, Konflikte, Objektbeziehungen, Konversion, Triebdynamik und die Resomatisierung sowie die psychogenetischen Aspekte erforscht werden müßten, dies besonders im Hinblick darauf, welche Organe von der Krankheit befallen werden und welche Krankheitsbilder es gibt. Der Psychiater Manfred Bleuler betonte bereits am I. Internationalen Allergie-Kongreß in Zürich 1951, daß die alltägliche klinische Erfahrung den Nachweis erbringe, daß es keine Grenzlinien, sondern nur fließende Übergänge zwischen körperlichen und psychischen Unverträglichkeiten gebe. Immerhin hat die Erforschung der Lebensgeschichte von Allergikern gewisse Übereinstimmungen herausgearbeitet. Man kann nämlich feststellen, daß sie zumeist in einer für sie so großen Unsicherheit, Verlorenheit und Bedrängnis aufgewachsen sind, daß sie sich gegen alle Bereiche ihres Lebens verschließen und so in eine völlige Abwehrhaltung geraten. Allergisches Kranksein, in dieser Weise verstanden, besagt, daß das körperliche Geschehen nicht die Ursache der seelischen Befindlichkeit ist und umgekehrt die »Psyche« nicht die körperlichen Veränderungen ursächlich hervorruft. Schwöbel fügt dem bei, daß dieses Gestimmtsein im Sinne der Abwehr auch nicht zu vergegenständlichen und auf die Reak-

tionslage des vegetativen Nervensystems oder des Zwischen-
hirns zu beziehen sei. »Es ist einzig so, daß der allergisch-
kranke Mensch in allem Fühlen, Denken und Handeln auf
Abwehr eingestellt ist und daß jedes einzelne körperliche und
seelische Geschehen in diese Gesamtabwehrhaltung hinein-
gehört.«

Das allergisch gestimmte Weltverhältnis

Damit sind wir bei der entscheidenden Frage angekommen:
Wie können wir den Allergie-Kranken in seiner Besonderheit
erfassen? Müssen wir uns mit den bisher aufgeführten allgemeinen und recht unspezifischen Angaben begnügen? Die
entscheidenden psychosomatischen Begriffe sind bisher,
nachweisbar in praktisch allen einschlägigen Abhandlungen
über Allergien, *Abwehr* und *Gestimmtheit* gewesen. Beide
lassen sich jedoch auf die gesamte Neurosenlehre anwenden
und sind dementsprechend nicht bestimmend für eine Abgrenzung allergischer von anderen krankhaften psychosomatischen Syndromen. Abwehrhaltungen finden sich auch bei
Zwangsneurosen, bei der Hypertonie, beim Magenulkus,
Veränderungen des Gestimmtseins bei Depressionen, Angst-
neurosen, paranoiden Schizophrenien, bei hysterischen Er-
regungszuständen und bei Herzneurosen, um nur einige
besonders auffällige Syndrome herauszuheben. Schwöbel
allerdings weist auf einige (angebliche) Unterschiede hin. So
sollen die sonst nur vorübergehenden Abwehrvorgänge beim
allergisch Kranken zu einer Dauerhaltung werden, die zudem
in allen Bereichen, sowohl in körperlichen wie in seelischen,
gelebt wird, das heißt, »daß der ganze Mensch auf die Dauer
auf Abwehr gestimmt ist«. Es müsse zudem berücksichtigt
werden, daß eine »Stimmung« den ganzen Menschen erfasse
und nicht lediglich eine Reaktion bestimmter Organe dar-
stelle. Die Abwehrhaltung sei eine »Haltung der Spannung«,
die klinisch in den Verkrampfungen in verschiedenen körper-

lichen Bereichen in Erscheinung treten könne. Die Kranken »sind stets ›auf der Hut‹, die von ihnen gefürchteten Dinge und Menschen nicht zu nahe an sich herankommen und das Einfache, Primitiv-Menschliche nicht in sich aufkommen zu lassen. Sie wollen wohl weder von Menschen noch von Dingen abhängig sein und geben sich auch oft geradezu den Anschein des betont Gleichgültigen«. Aber gerade bei diesem Bemühen geraten sie in ihre große Abhängigkeit. Diese gespannte Lebenshaltung soll für die Allergiker zur Lebensnotwendigkeit werden, da sie, ihre aktive Abwehrhaltung aufgebend, ohne Grund und Haltung gefunden zu haben, in einen lebensbedrohenden Zustand geraten können.

Ähnlich äußert sich Staehelin. Auch er meint, die Gestimmtheit des Allergikers sei in umfassender Weise gestört. Er geht jedoch einen Schritt weiter als Schwöbel und kommt dadurch der eigentlichen Grundstimmung des Allergikers näher, weil er nicht die Spannung und Abwehr in den Vordergrund stellt, sondern die abgewehrte innere Unsicherheit und Verletzlichkeit. Eine der Grundbedingungen der allergischen Disposition sieht er in der »inneren Gestimmtheit, einer dringend benötigten inneren Sicherheit verlustig zu gehen«. Hinter der Schutz- und Abwehrhaltung nämlich und hinter einer erlernten, sachlich korrekten und verstandesmäßiges Erwachsensein betonenden Angepaßtheit finde sich die übergroße Wehrlosigkeit und das Gefühl, dauernd überfordert und bedroht zu sein, sowie das riesengroße Bedürfnis, in immerwährendem Schutz aufgehoben in fürsorglicher Geborgenheit zu verweilen – »eine für einen schweren Allergiker überdurchschnittlich häufig angetroffene Wesenshaltung«. Damit ist auch ein bestimmtes Charakterprofil des Allergikers angesprochen, wie es oft schon beschrieben wurde. Verletzliche Empfindsamkeit, die hinter einer sachlich überkorrekten und häufig intellektuell überbetonten Schutz- und Angsthaltung verborgen bleibt, Gefühlsverhaltenheit bei geistig differenzierter Bewußtheit. Bei Asthmatikern hat Boss überdies auf eine geradezu embryonale, kindlich-schutzbedürftige Wesenshaltung hingewiesen, was, wie wir gesehen haben, auch für das atopische Ekzem gilt.

Die daseinsanalytisch-phänomenologische Betrachtungsweise versucht allerdings, eine etwas deutlichere Spezifität dieser allergischen Grundstimmung zu erarbeiten. Dies kann sie, indem sie davon ausgeht, daß es nicht einfach »Gefühle« oder »Stimmungen« gibt, sondern daß das jeweilige Gestimmtsein sich immer auf etwas bezieht. So ist es wohl nicht als Zufall zu betrachten, daß Menschen auf gewisse Stoffe, auf gewisse Ereignisse und Situationen, auf gewisse Begegnungen allergisch reagieren. Der Mensch wird von allem, was ihm begegnet, in dieser oder jener Weise angesprochen. Er wird somit auch auf dieses Angesprochen-Sein in dieser oder jener Weise antworten. Im Volksmund wird dieses Angesprochen-Sein in einer weitergehenden Art verstanden als in der Allergologie. So hört man etwa, eine Frau reagiere »allergisch« auf eine bestimmte andere Person, ein Mann sei gegen die Begegnung mit einem Konkurrenten »allergisch« usw. Schon das Hören eines unliebsamen Namens kann einen Menschen allergisch stimmen. Dies alles zeigt an, daß allergisches Gestimmtsein sich nicht als Grundstimmung von selbst einstellt, sondern immer eine Antwort auf Begegnendes ist. Dieses Begegnende ist eben die »Welt« – worunter das Offensein für die Wahrnehmung alles dessen verstanden wird, was uns eben angeht. Die Daseinsanalyse spricht deshalb von einem Weltverhältnis und von Weltbezügen. Das Weltverhältnis entspricht einer primären Weltoffenheit. Es ist ein Grundzug menschlichen Existierens, wie auch das Gestimmtsein eines ist. Allerdings dürfen diese beiden Grundphänomene nie gesondert betrachtet werden, sondern immer nur als eine Einheit. Eine erste These lautet somit: Jedes Weltverhältnis ist immer schon gestimmt, wobei die jeweilige Gestimmtheit auch die »besondere Auswahl, Helligkeit und Tönung« der Weltbezüge bestimmt. Beispielsweise nimmt der Mensch in der Stimmung des Hasses einen anderen Menschen anders wahr als in der Stimmung der Liebe; er empfindet sein Leben als befreiend oder bedrückend, je nach seiner Stimmung des Glücklichseins oder der Angst oder der Trauer. Daß Stimmungen verdorben werden oder umschlagen können, sagt Heidegger, beweise nur, daß das Dasein »je schon immer gestimmt ist«. Sogar die oft anhaltende, ebenmäßige und fahle Ungestimmtheit, die nicht mit Verstimmung verwechselt werden darf, sei so wenig nichts, daß gerade in ihr das Dasein seiner selbst überdrüssig wird. Und wiederum könne die gehobene Stimmung von der offenbaren Last des Daseins befreien. »Die Stimmung macht offenbar, ›wie einem ist und wird‹.« In diesem »wie einem ist« bringt das Gestimmtsein das Sein zum vollen Menschsein.

Wenn nun vom Allergie-Kranken gesagt wird, er befinde sich in gewissen Weltbezügen in einer angstvoll-verletzlichen Gestimmtheit, wenn von ihm gesagt wird, daß diese Verletzlichkeit auch die Auswahl und Tönung seiner Weltbezüge bestimmt und ihn in eine Abwehrhaltung zwingt, so ist bereits angedeutet, daß zwar dem Allergiker eine Grundstimmung gemeinsam ist, die Weltbezüge jedoch völlig voneinander differieren können. So kann man hinsichtlich des Gestimmtseins ein Heufieber, eine allergische Darmerkrankung, ein Asthma bronchiale oder eine Urticaria miteinander vergleichen, jedoch kaum hinsichtlich des Weltverhältnisses, das in der Rhinitis, im Asthma oder in der Urticaria ausgetragen wird. Eine psychosomatische Allergieforschung darf sich somit nicht damit begnügen, eine allgemeine Allergielehre lediglich aufgrund von Persönlichkeitsmerkmalen oder einer allgemein definierten Grundgestimmtheit aufzustellen. Sie muß vielmehr in minutiöser Kleinarbeit und aufgrund zahlreicher Erfahrungen verschiedener Fälle auch den besonderen Bedeutungsgehalt eruieren, der jenes »etwas« ausstrahlt, auf das der Allergiker eben allergisch antwortet. Als Beispiele seien das Asthma bronchiale und die Urticaria einander gegenübergestellt. Beim *Asthma*, der wohl am meisten beschriebenen allergischen Erkrankung, wird übereinstimmend auf die Bedeutung einer grundtiefen Lebensangst verwiesen. Hegglin hat bereits die Wichtigkeit emotionaler Faktoren beim Auftreten von Atembeschwerden und den Einfluß der Angst auf die Entstehung asthmatischer Zustände betont. Atemnot, Lufthunger und Beklemmung deuten darauf hin, daß sich der Mensch in seiner leibhaftigen Existenz bedroht fühlt. Die Lunge ist für den Menschen lebenswichtig; sie ist mehr als ein x-beliebiges Organ wie jedes andere auch. Wir brauchen »frische Luft«, um atmen zu können, um unserem Organismus jenes Maß an Sauerstoff zuführen zu können, das er braucht, um den Kreislauf in Gang zu halten. Wir brauchen darüber hinaus die freie Bahn der Atemwege, um gelassen und lustvoll das Leben zu genießen. Diese Gelassenheit ist aber ein besonderes Gestimmtsein, das in einem Gegensatz steht zu einem eingekerkerten und gespannten Dasein. Zwar kennen wir auch den volkstümlichen Ausdruck einer »atemberaubenden« Schönheit, von »dicker Luft« in einer Beziehung, einer »bedrückenden Atmosphäre«, in der es einem »den Atem verschlägt«. Im Schreck kann der Mensch einen vorübergehenden Atemstillstand erfahren. Was aber ist dieser Atem, der die Welt in Gang hält, der für den Menschen so überaus bedeutungsvoll ist, der die Dichter und Sänger immer wieder inspirierte? Sagt doch Goethe im Buch des Sängers (Talismane):

> »Im Atemholen sind zweierlei Gnaden:
> Die Luft einziehen, sich ihrer entladen;
> Jenes bedrängt, dieses erfrischt;
> So wunderbar ist das Leben gemischt.«

Der Weltbezug des Asthmakranken ist somit die Einkerkerung, die Gruft, das Gefühl der Einengung. Der Spasmus der Bronchialmuskulatur, das Preßatmen, deutet in besonderer Weise auf diesen Weltbezug hin. Die Weite des Raumes, allerdings nicht im Sinne mathematischen Rechnens meßbar, ist nicht mehr gegeben. Atemnot und Angst jagen sich im Kreise, unabdingbar miteinander verknüpft. Dazu kommt der Bezug zur Gewalt, der sich in der Spannung austrägt. Gewiß wurden

Liebesverlust und Entborgenheit für die Entstehung des Asthma bronchiale verantwortlich gemacht. Aber übereinstimmend stellen doch die Forscher, u. a. auch Jores, fest, daß es nicht einen bestimmten ursächlichen Faktor gibt, wie etwa die innere oder äußere Trennung von der Mutter, auf welchen die Krankheit zurückgeführt werden kann. Die Eingeschränktheit des Lebensraumes ist von intensivster Natur: Testergebnisse wie auch Träume von Asthmakranken führen eindrücklich vor Augen, mit welcher Bedrohung diese Patienten leben, wie ihr Dasein und ihre Welt vom gewaltsamen Untergang bedroht sind. Asthmakranke sind Menschen, deren Welt brüchig und von Auflösung bedroht ist, selbst dann, wenn ihnen dies kaum oder gar nicht bewußt ist.

Ganz anderer Art ist der Weltbezug des *Urticaria*-Kranken. Ist beim Asthma der Weltbezug des Frei- und Offenseins, des Lebens gemeinhin, der »reinen Luft« und des Räumlichseins im Sinne des Sich-Einräumens in den Lebensstrom bedroht, so stehen bei den allergischen Erkrankungen der Haut die mitmenschlichen und mitweltlichen Beziehungsstörungen im Vordergrund. Pruritus, Urticaria, Neurodermitis, und wie immer die allergischen Dermatosen genannt werden, treten am eigentlichen »Umweltorgan« des Menschen auf, an der Haut. Diese ist Öffnung und Grenze zugleich gegenüber einer Welt, die entweder gesucht oder gemieden wird. Die Rolle, welche die Haut im menschlichen Erleben spielt, braucht hier nicht eigens wiedergegeben zu werden. Ihre Bedeutung wurde bereits mit aller Ausführlichkeit dargestellt. Erinnert werden soll aber doch daran, daß sie nicht nur für den mitmenschlichen Austausch von Stimmungen und Wahrnehmungen von Wichtigkeit ist, sondern auch für das Selbstwertgefühl des Menschen. Dabei spielen Wertbegriffe eine überaus intensive Rolle: Reinheit, Schmutz, Farbe, Geruch, Jugendlichkeit, Zerfall, Wärme und Kälte usf. Die Haut kann Gefühle der Zärtlichkeit, der Liebe, der Verschmelzung bewirken, aber ebenso Gefühle des Ekels und der Beschmutzung bis zur Berührungsangst hervorrufen.

Borelli bezeichnete die Haut als Grenz-, Kontakt-, Ausdrucks- und Eindrucksorgan. Schmidt bringt die Bedeutung der Haut in Zusammenhang mit der »Persona« C. G. Jungs: »Man darf nun in der Persona und der Haut insofern eine Gleichheit sehen, als beide eine Verbindung darstellen, beide mit dem Ich in engem Zusammenhang stehen. Als Persona strebt der Mensch mit allen Kräften nach Harmonie, nach innerlicher und äußerlicher Übereinstimmung zur Mitwelt, nach Anpassung an die jeweils gültigen Normen der vorherrschenden Gesellschaftsschicht, die das Leitbild der Epoche prägen. Diese Normen bestimmen, weniger als vernunftbegründete denn gemüts-, gefühls- und vorurteilsverhaftete Meinung, was am Einzelwesen anomal, asozial und unmoralisch zu sein hat.« Daß dadurch nicht nur Werturteile, sondern auch Schuld- und Schamgefühle geweckt werden, liegt auf der Hand und ist bei praktisch allen Hautkranken zu beobachten. Bei der Urticaria nun, dem sogenannten Nesselfieber, scheint der Weltbezug des mitmenschlichen Kontaktes im wesentlichen durch eine stark von Frustration ausgelöste Aggressivität gekennzeichnet zu sein. Dabei ist jedoch zu bemerken, daß die von der Krankheit Befallenen ihre Aggressivität weitgehend unterdrücken und verwerfen.

Bei dieser Gelegenheit muß darauf hingewiesen werden, daß bei der psychosomatischen Erkrankung nicht nur der jeweils krankhaft gestimmte Weltbezug zum Austrag kommt, sondern daß dieser als »somatische« Störung in Erscheinung tritt. Zu einer Zeit, da der wissenschaftliche Dualismus Psyche und Soma als zwei voneinander unterscheidbare Wirklichkeiten betrachtete (woher schließlich das Wort »psychosomatisch« stammt), suchte man nach den verschiedensten Erklärungsmodellen, um den Sprung vom Seelischen ins Körperliche zu erklären. Dies aber konnte nie gelingen, weil der Dualismus schon im philosophischen Ansatz falsch ist. Eine Überwindung dieser Zweiteilung konnte erst gelingen, als man begann, das Wesen »Mensch« einheitlich zu sehen. Die daseinsanalytisch-phänomenologische Richtung der

Psychoanalyse spricht denn auch vom »Leiben« bestimmter Weltbezüge. In diesem »Leiben« ist weder die Lunge lediglich ein vom Gesamtexistieren isolierbares Organ noch die Haut lediglich eine epidermale Begrenzung des Menschen. So konnten denn u. a. Häfner und Freyberger bei Urticaria-Patienten mit aller Deutlichkeit nachweisen, daß zwischen dem leiblichen Berührtwerden und dem tieferen emotionalen Angerührtsein enge Sinnbeziehungen bestehen, »die auch für den Sinn des Hautorgans selbst aufschlußreich sind«. Die Haut ist nämlich, wie schon gesagt, nicht lediglich »Ausdrucksorgan« oder »Symbol«; sie stellt vielmehr einen sehr wesentlichen »Austragungsort in der existentiellen Auseinandersetzung mit der Welt dar«.

Schon durch den Berührungssinn offenbart sich dem Kind eine Wesensqualität der Dinge. In Gestalt des zärtlichen Berührtwerdens erfährt es eine »besondere Weise menschlicher Verbundenheit«. Das Hautorgan wird zum Ort der leiblichen und existentiellen Begegnung; das Begegnende offenbart sich in seinem Wesen durch das Be-Greifen und Berührt-Sein. Vielleicht »ist auch das Erlebnis des zärtlichen Berührtwerdens ein Fundament, auf dem später das gemüthafte ›Angerührtsein‹ einer gefühlstragenden menschlichen Beziehung entstehen kann«.

Leibliches Berührtwerden kann bedrängend oder beglückend nahe sein, wie auch das innerste Angerührtsein »unmittelbar erfühlte Nähe« ist. Dem Mitmenschen kann man zu nahe kommen, oder man kann sich von ihm distanzieren. So sind Urticaria-Patienten wie auch jene, die an einer Neurodermitis leiden, oft feindlich distanziert, im Innersten aber äußerst empfindsam und verletzlich. Nach außen hin rational Distanz haltend, versuchen sie, sich gegen jedes tiefere Angerührt-Werden abzusichern. Das Berührungsverlangen und Zärtlichkeitsbedürfnis wird dann zwiespältig erlebt. Dies ist dann auch für die Therapie von ausschlaggebender Bedeutung.

Schuppenflechte (Psoriasis vulgaris)

Die Psoriasis vulgaris (Schuppenflechte) ist eine Hauterkrankung, deren Ursache noch weitgehend unbekannt ist. Sie zählt zu den spezifisch menschlichen Krankheiten, kommt also natürlicherweise im Tierreich nicht vor. Die Symptombildung beginnt mit kleinen Knötchen, die zunächst stecknadelkopfgroß sind, bis sie sich zu ovalen oder runden Scheiben entwickeln. Letztere schuppen sehr stark, da die Umwandlung lebendiger Epidermiszellen in verhornte Lamellen sehr schnell vor sich geht. Die Ausbreitung erfolgt zumeist in Kreisen, oft symmetrisch, oft unregelmäßig, so daß die Haut wie eine Landkarte aussieht. Die Krankheit kann in jedem Lebensalter auftreten, häufiger zwischen der Pubertät und dem dreißigsten Lebensjahr; sie kann jede Hautstelle betreffen, besonders die Streckseiten der Gliedmaßen, Ellbogen und Knie (sogenannte Prädilektionsstellen, die somatisch bisher noch nicht erklärt werden konnten). Die Psoriasis verläuft schubweise, doch wird relativ häufig eine chronische Krankheit daraus. Abgesehen von der ästhetisch bedeutsamen und unangenehmen Hautveränderung ist die Erkrankung oft mit heftigem Juckreiz verbunden; gelegentlich werden parallel zu den Hautveränderungen Gelenkerkrankungen beobachtet, die sich bis zu schweren polyarthritisartigen Versteifungen steigern können (Psoriasis arthropathica). Auch soll die Krankheit häufig mit Asthma gekoppelt sein.

Die Krankheit scheint weitgehend erblich bedingt, jedenfalls ist eine familiäre Häufung festzustellen. Es wird auch angenommen, daß es trotz ererbter Disposition nicht immer wirklich zu einer Krankheit kommt; die Anlage ist latent und bedarf zusätzlicher Krankheitsfaktoren wie beispielsweise psychischer Konflikte oder Streß-Situationen irgendwelcher Art.

Neben der vermutlich rezessiven Vererbung werden auch

allergische Veranlagungen und diätetische sowie klimatische Faktoren für die Entstehung der Psoriasis verantwortlich gemacht. Sowohl Dermatologen wie Psychosomatiker betonen aber immer wieder den Einfluß psychischer Streß- und Konfliktsituationen auf den Beginn und Verlauf der Schuppenflechte. Die diesbezüglichen Angaben sind aber ziemlich vage und zumeist nichtssagend. Wittkower (1975) weist beispielsweise darauf hin, daß bisher keine spezifischen seelischen Konfliktsituationen oder besonderen Persönlichkeitsprofile für das Auftreten der Psoriasis verantwortlich gemacht werden konnten. Andererseits wurden mit großer Regelmäßigkeit Konflikte, Frustrationen und Aggressionen bei Psoriasiskranken nachgewiesen. Insbesondere soll bei allen Patienten der Rorschach-Test gleichartige und tiefgehende Störungen der Persönlichkeit anzeigen. Nichtssagend für das Verständnis der Psoriasis sind die als »unspezifisch« bezeichneten emotiellen Faktoren, wie das Verlustgefühl, nervöse Ängstlichkeit, Niedergeschlagenheit, neurotische Abwehrmechanismen, ausgesprochenes Agieren. Das gleiche gilt von den Schuldgefühlen und dem mangelnden Sicherheitsgefühl, den sexuellen Störungen, dem Mangel an Affektion und Zärtlichkeit in der frühen Kindheit, der Frigidität, der unglücklichen Ehesituation und dem gesteigerten Schamgefühl. Unbefriedigend ist auch die psychoanalytische Deutung, wonach die Psoriasis auf einer Abwehr aggressiver und analerotischer Tendenzen beruhe, das Verdrängte jedoch im Masturbationsäquivalent des Kratzens und der analen Lust der Beschmutzung durchbreche. Charakteristisch für die Krankheit sollen auch Aggressionshemmungen, Naivität und maximale Selbstaufopferung sowie die Verdrängung libidinöser Wünsche sein, die zu zwanghaft ruheloser Betätigung, zu einer Art Zwangsarbeitertum führe, welche als soziale Waffe benutzt werde. Die im »Es« beheimateten, unbewußten Strebungen würden sich gegen die Zwangsabwehr auflehnen, die den Kranken zu Sisyphusleistungen verurteile. Therapeutisch müsse daher auf eine Lockerung der »Über-Ich«-Rigidität hingearbeitet werden, damit sich der Patient von seiner Strafzwangsarbeit, ohne passiven Streik, lösen könne. Letzterer nämlich bestehe darin, daß auch der Partner geprüft werde, von dem sich der Kranke versorgen lasse (»Auch so mußt du an meine Schönheit glauben und mich lieben«), was einen Durchbruch des Narzißmus bedeute. Die Psoriasis trete häufig dann auf, wenn der Patient vom Ehe- oder Gesprächspartner betrogen wurde (Tamarin), »worauf er völlig passiv reagierte«.

Der konflikt- und persönlichkeitsorientierten, psychoanalytisch-genetischen Betrachtungsweise stellt die *Daseinsanalyse* den phänomenologischen Zugang zum menschlichen Kranksein gegenüber. Dieser besagt, daß von allen »metapsychologischen« Abstraktionen, Hypothesen und Spekulationen abgesehen werden soll, um unvoreingenommen den Sinn- und Bedeutungsgehalt des jeweiligen gesunden oder krankhaft-veränderten Weltverhältnisses erfahren zu können. Weltverhältnis bedeutet das Offensein und Freisein des Daseins allem Begegnenden gegenüber. Solche Offenständigkeit ist jedem Dasein gegeben; sie gehört wesenhaft zum Menschen, derart, daß sie einen unabdingbaren Grundcharakter menschlichen Existierens bildet. In der faktischen Existenz des einzelnen ist aber dieses Offen-Sein und Frei-Sein individuell verschieden verwirklicht. So kann sich der Mensch auch dem, was ihn angeht, verschließen. Alle Enge, alle Abwehr, jeglicher Widerstand weist als Privationserscheinung jedoch auf Weite, Wahrnehmung und Mit-Sein hin. Enge, Abwehr und Widerständigkeit finden ihre Austragungsmöglichkeit im Bereich mitmenschlichen Verhaltens, in Beziehungsstörungen, in neurotischen Fehlentwicklungen und in psychosomatischen Erkrankungen. Letztere weisen darauf hin, daß bedeutsame Konfliktsituationen sich nicht nur im krankhaften Verhalten (wie beispielsweise bei den Neurosen) äußern, sondern in krankhaften Veränderungen des faktischen Körperbefindens. Ein gestörter Weltbezug wird leiblich ausgedrückt. Der Mensch lebt durch den Leib.

Leben ist aber mehr als nur ein biologischer Vorgang. Es ist – für den Menschen zumindest – ein ständiges Bezogensein und Antworten auf alles, was ihm begegnet. Im gesunden Existieren kann der Mensch über seine existentiellen Bezüge mehr oder weniger frei verfügen. Die krankhaften Leibphänomene dagegen können als der Ausdruck je auf besondere Weise in ihrem Austrag gestörter Weltbezüge verstanden werden. Solches Gestörtsein weist darauf hin, daß der Kranke über ihren Vollzug nicht mehr normgemäß frei verfügen kann. Deshalb stellt sich bei der Beurteilung menschlichen Krankseins immer wieder die dreifältige Frage: Auf welche besondere Art und Weise ist der Ausdruck welcher Beziehungsmöglichkeiten eines Kranken gegenüber welchem Begegnenden gestört?

Die gleiche Frage, auf den Psoriasiskranken angewendet, meint somit, daß eine phänomenologische Auslegung der Krankheitsstruktur zunächst abklären muß, in welcher Weise der Psoriasiskranke die Störung welchen Weltverhältnisses durch Krankheit ausdrückt. Diese Abklärung erfolgt, indem wir uns zunächst nach dem Ort der Störung erkundigen, wobei als Ort das verstanden wird, was die Medizin als »Organ« bezeichnet. Dieser »Ort« ist die *Haut*.[1] Sie ist als Organ aber nicht lediglich ein Teil und ein Ort, nicht einfach eine Lokalisation des menschlichen Organismus, sondern ausschließlich eine bestimmte Weise des Ausdrucks besonderer Bezüge. Danach wenden wir uns der Frage zu, in welcher Weise dieser Ausdruck gestört ist, beim Psoriasiskranken also mit der Frage nach der Bedeutung der Schuppenbildung. Erst nach solcher Abklärung ergeben sich Antworten, die möglicherweise einerseits das Verhalten des Psoriasiskranken im alltäglichen Bezugsgefüge seiner Umwelt zu verändern vermögen, andererseits das therapeutische Vorgehen bestimmen.

In den meisten Lehrbüchern über Psychosomatik wird die Psoriasis, wenn überhaupt, nur am Rande erwähnt. Im Vordergrund stehen zumeist andere Hauterkrankungen, von denen wir einige bereits ausführlich dargestellt haben. Die Fachgelehrten der Dermatologie neigen eher zur Ablehnung psychosomatischer »Genesen«, die Psychotherapeuten sind sich ihrerseits uneinig, da Patienten selten wegen ihrer Hautkrankheit den Psychiater oder Psychologen aufsuchen. Psychotherapeutische Erfahrungen mit Hautaffektionen stammen meistens von Patienten, die aus »anderen« Gründen in eine analytische Therapie gerieten. Das Symptom der Haut wird dann zumeist nebenbei erwähnt; die Einsicht in mögliche Zusammenhänge zwischen Hauterkrankung und existentiellem Weltverhältnis wird erst im Verlauf der eingehenden Anamnese erfahren oder im analytischen Prozeß erworben. Dies ist besonders oft bei der Psoriasis der Fall.

Die Psoriasis ist eine Schuppenflechte. Wie bereits gesagt, bedeutet die Verhornung, die Schuppenbildung, das Absterben lebenden Gewebes, die Bildung eines Schutzmantels, eines Panzers. Im Tierreich finden sich solche panzerähnliche Hautgewebe bei Krebsen, Schildkröten, Schlangen und Fischen, bei den Echsen und anderen Schuppentieren. Sie dienen wohl in erster Linie dem Schutz und der Verhüllung angreifbarer, empfindlicher Gewebe gegen äußere Einflüsse. Wenn wir somit beim Psoriasiskranken den Vorgang der Schuppenbildung betrachten, so darf angenommen werden, daß auch hier der Weltbezug der Distanzhaltung, der Abschirmung und des Schutzes seinen leibhaftigen Austrag erfährt. Dies würde auch die sogenannten Prädilektionsstellen erklären, die nämlich ausnahmslos gerade am kontaktgefährdetsten sind (Streckseiten der Extremitäten, Ellbogen, Knie und behaarte Kopfhaut).

Wenn man mit der Pinzette die Schuppenlamellen wegnimmt, so entdeckt man darunter Blutpunkte. Die Oberhaut hat nämlich keinen normalen, natürlichen Zusammenhang mehr. Zwischen Hornhaut und übriger Epidermis besteht kein Übergang, zwischen Schutzmantel aus Horn und Ungeschütztheit kein Zwischenbereich. Blutpunkte bedeuten offene Verletzungen, sie verweisen auf das »Verletzt-Sein« des Menschen, welches sich unter einer Schutzschicht verbirgt.

Die Psoriasis ist somit eine Krankheit, die ein Auseinanderfallen der eingangs erwähnten Prinzipien darstellt, es besteht also ein Konflikt zwischen der gesteigerten Tendenz zur Verhüllung und Absonderung und der Neigung zu Exhibition und Sehnsucht nach Beziehung. Mit anderen Worten: ein Konflikt zwischen dem Bereich mitmenschlicher Offenheit für alles Begegnende und dem auf Abwehr von Nähe und Beziehung gestimmten, sich dem Begegnenden verschließenden Weltbezug. Die Psychologen sprechen in diesem Zusammenhang von einem extremen Kontaktverlust; die Schuppenflechte legt sich zwischen den Patienten und seine Umwelt (Ziegler).[2]

Schuppenbildung und Schuppenabstoßung (»das Schuppen«) verweisen noch auf ein weiteres, vor allem im Tierreich zu beobachtendes Phänomen: die Häutung. Das Ersetzen der alten Haut durch eine neue findet sich besonders bei Reptilien (Schlangen); hierher zu zählen ist auch die periodische Abstoßung des Geweihs bei den Hirschen. Solche Häutung steht in Zusammenhang mit der Erneuerung, wobei kaum lediglich von einem »Organersatz« gesprochen werden darf, sondern von einem für das Leben der betreffenden Tiergattung wichtigen Vorgang. C. G. Jung ist diesen »Symbolen der Wandlung« im Tierreich, aber auch in den Mythen und Sagen sowie schließlich in deren Bedeutung für den Menschen nachgegangen. Das Motiv der Häutung ist die Verjüngung. Nach einem Eingeborenenmythos sollen sich die Menschen früher wie die Schlangen gehäutet haben. »Sinngemäß haben die Häutungsriten die Bedeutung der Wandlung aus einem älteren, vielleicht schlechteren, in einen jüngeren, besseren Zustand.« Hauttausch findet sich auch in den Profanriten bei den Eingeborenen, wo sich Medizinmänner in Tierfelle hüllen, um in die Gestalt der von ihnen gewählten Tiere »hineinzuschlüpfen«. Ausläufer dieser Riten dürften auch die Amtstrachten von Behörden oder die besondere Berufsbekleidungen (etwa der Richter, der Ärzte und des Pflegepersonals) sein. »Es gibt«, sagt Ziegler in diesem Zusammenhang,

»kein Tier, das sich eine so offizielle Haut schaffen und so nackt sein kann, wie der Mensch.« Nackt sein, eine Haut überzuziehen, die Haut auszuwechseln, sich mit der Haut zu befassen, sie einzuölen, zu schmieren, an der Sonne zu bräunen und braten zu lassen – das sind Verhaltensweisen, die Probleme widerspiegeln, die auch beim Psoriasiskranken eine große Rolle spielen.

Die Psoriasis verläuft in Schüben. Hat diese Periodizität etwas mit der Häutung zu tun? Und hat diese wiederum etwas mit zeitlich befristeten, in besonderer Weise gestimmten Weltverhältnissen gemeinsam? Psoriasisschübe treten erstmals oft in Zusammenhang mit der Menarche auf oder nach Geburten, also in lebensgeschichtlich bedeutsamen »Grenzsituationen«. Sie werden gehäuft vor Prüfungen, nach Ehestreit, bei starker beruflicher Belastung, nach Trauerfall oder »in Zeiten starken Heimwehs« (Rhode und Konietzko) festgestellt. Nachweislich werden die Schübe seltener, zumindest schwächer, wenn im Verlauf psychotherapeutischer Bemühungen die Gemütslage der Patienten sich stabilisiert, die Toleranzgrenze gehoben werden kann, die Freiheit zu mitmenschlicher und mitweltlicher Beziehung erhöht ist.

Woran leidet der Psoriasiskranke?

Die Frage der Therapie der Psoriasis wirft die Frage nach dem Stellenwert auf, den die Krankheit im Leben des Patienten einnimmt. Gerade bei Hautkrankheiten zeigt sich, wie unzureichend eine therapeutische Beschränkung auf lokale Maßnahmen ist. Gewiß sind solche Maßnahmen notwendig. Aber sie genügen nicht. Denn das Leiden übersteigt bei weitem die mit naturwissenschaftlichen Methoden feststellbaren pathologischen Erscheinungen.

Die Psoriasis ist zunächst ein Problem des ästhetischen Empfindens. Der Hautkranke ist stigmatisiert. Dies führt nicht nur zu einem bestimmten, meist abweisenden Verhalten der nächsten Umgebung gegenüber und dementsprechend zu schweren Folgen sozialer Natur, sondern auch zu einem oft erheblich geminderten Selbstwertgefühl des Patienten selbst. Psoriasiskranke fühlen sich nicht selten vom Kontakt mit den Mitmenschen ausgeschlossen. Sie fühlen sich unrein. Das Gefühl der Aussätzigkeit kann zu dem als »Hiobskomplex« bezeichneten Verhalten führen. Der Ausgesetzte, früher Auserwählte, fühlt sich in außergewöhnlichem Maße für seine amoralischen (schmutzigen) Wünsche dadurch bestraft, daß er in den Mitmenschen Abscheu auszulösen gezwungen ist. Sein Narzißmus ist gerade bei dieser Krankheit empfindlich gestört. Bei keiner Krankheit soll die Selbstachtung und Eigenliebe so erniedrigt sein wie bei diesen »Leprösen« (Tamarin). Nun unterscheiden sich die Reinlichkeitsriten der Psoriasispatienten kaum von jenen der Zwangskranken. Die Haut wird täglich mehrmals »gereinigt« und mit Salben behandelt. Sie wird verdeckt, so daß weder der Kranke selbst noch dessen unmittelbare Mitmenschen mit ihr konfrontiert werden. Eine mögliche »Zeigelust« des Psoriatikers ist nicht als ein dieser Krankheit immanentes Triebgeschehen zu deuten, sondern als der Versuch, aus dieser Gefangenschaft durch die Haut zu entrinnen. Die Haut hat nämlich im Denken und Fühlen des Psoriatikers eine zentrale Bedeutung erhalten. Er ist von ihr so gefangen, daß seine gesamte mitmenschliche Beziehungsfähigkeit sich gleichsam in ihr versammelt. Insbesondere wird die Situation dort für ihn schwierig, wo die intime Begegnung mit einem Mitmenschen zum Austrag kommen sollte, oder dort, wo die menschliche Haut ohnehin »zu Markte getragen« wird, wie beispielsweise in den Strandbädern. Nicht selten werden Psoriatiker aus diesen Bädern ausgeschlossen oder weggewiesen, weil sie das »ästhetische Empfinden« der Leute stören. Oder eine Liebesbeziehung bleibt in ihren erotisch-sexuellen Anfängen stecken, wenn der Psoriasisschub in voller Blüte steht.

Ein Beispiel aus der Praxis

Die 35 jährige Patientin, deren Namen wir mit Judith Borelli angeben wollen, wurde durch die Frauenklinik eines Universitätsspitals an die Psychiatrische Universitäts-Poliklinik mit der Bitte um eine Begutachtung der Schwangerschaftsfähigkeit überwiesen, da bei ihr eine explosionsartige Verschlimmerung der seit Jahren bestehenden Psoriasis festgestellt wurde. Der Gutachter kam zum Schluss, daß zwar nicht mit Sicherheit entschieden werden könne, ob die Psoriasis in diesem Falle als psychosomatische Erkrankung aufzufassen sei, jedoch eine »starke Verschlimmerung der durch die Psoriasis verursachten, schleichend verlaufenden, reaktiv-depressiven Entwicklung« befürchtet werden müsse. Somit war die Indikation zur Abtreibung nach Art. 120 des Schweizerischen Strafgesetzbuches gegeben.

Die Patientin wurde in Prag als erstes von drei Kindern eines Kachelofenmachers geboren und ist in der Tschechoslowakei aufgewachsen. Der Vater selbst litt an einer schweren Psoriasis und starb in russischer Gefangenschaft, als die Patientin etwa zehn Jahre alt war. Er galt als ruhiger, lieber Mensch; die Patientin hatte zu ihm ein gutes Verhältnis. Immerhin erinnert sie sich, daß sich der Vater jeweils schämte, wenn Besuch kam; daß er sich versteckt hielt, um seine Hautkrankheit vor Bekannten und Verwandten nicht zeigen zu müssen. Sie erlebte auch als Alltäglichkeit, daß ihre Mutter den Vater mit Salben behandeln mußte. Als die Patientin selbst bei Eintritt der Menarche einen psoriasisähnlichen Fleck am Kopf bekam, erlitt die Mutter einen Nervenzusammenbruch. Sie erinnert sich des weiteren, ihr Vater habe einmal mit Selbstmord gedroht, falls eines seiner Kinder an Psoriasis erkranke.

Die ersten Anzeichen der Schuppenflechte traten also bei der Patientin anläßlich der Menarche, sie war damals 15 jährig, auf. Dies ist ein recht häufiges Vorkommnis und hat unter anderem zur These einer hormonalen Ursache der Psoriasis geführt. Gesichert sind diese Zusammenhänge jedoch keineswegs. Vielmehr wäre zu fragen, was die Menarche hier in diesem speziellen Fall für das heranwachsende Mädchen bedeutet hat, welchen Stellenwert sie auch hinsichtlich der Beziehungsentwicklung einnahm. Eine solche Frage läßt sich verständlicherweise nicht anläßlich einer einmaligen Untersuchung der Patientin beantworten. Sie würde möglicherweise während einer analytischen Langzeitbehandlung eine Klärung erfahren. Wir wissen lediglich, daß offenbar die frühkindliche Entwicklung der Patientin ohne gröbere Störungen verlaufen ist. Hingegen war sie immer schon ein zurückgezogenes und eher ängstliches Kind, das kaum engeren Kontakt mit anderen Kindern hatte und nie wirklich fröhlich und ausgelassen sein konnte. In der Schule brachte sie mittelmäßige Leistungen zustande. Das Verhältnis zur Mutter war nie so vertraut wie jenes zu ihrem leiblichen Vater, besonders nachdem diese sich, zwei Jahre nach dem Tode ihres Mannes, zum zweiten Male verheiratete. Die zweite Ehe ihrer Mutter verlief unharmonisch. Die Mutter wurde herzkrank, die Patientin kam in ein Internat. Zur Zeit der Menarche war die Patientin, aus Angst der Eltern vor den herannahenden Russen, bereits sexuell aufgeklärt worden. Als sie mit 24 Jahren ihren Mann heiratete, hatte sie zuvor keine intime Beziehung zu einem Mann gehabt. Früher hatte sie wohl flüchtige Bekanntschaften, jedoch ohne Sex und ohne Bindungswunsch. Die Menstruation trat bis zum 18. Lebensjahr regelmäßig ein, allerdings mit starken Beschwerden wie Rückenschmerzen und Bauchkrämpfen, deretwegen die Patientin zeitweilig bettlägerig war. Prämenstruell sei sie jeweils äußerst nervös und deprimiert gewesen, auch habe sie häufig wallungsähnliche Erscheinungen gehabt. Mit 18 Jahren erkrankte sie an einer Hirnhautentzündung, die in der Folge gut ausheilte, aber von einer einjährigen Amenorrhöe gefolgt war.

Nach der Schulentlassung arbeitete Judith in einem Büro als Fakturistin, um später in die Schweiz zu flüchten, wo sie ihren bereits dorthin geflüchteten Freund wieder traf, mit dem sie sich 1959 verheiratete. Dieser, aus Italien stammend, aber in der Tschechoslowakei aufgewachsen, arbeitete in der Schweiz als Automechaniker. Die Patientin kannte ihn seit ihrer Kindheit; die beiden elterlichen Familien waren befreundet. Er wurde wegen politischer Vergehen zu 15 Jahren Gefängnis verurteilt, konnte aber fliehen.

Die ehelichen Beziehungen litten von Anfang an unter der sexuellen Abwehrhaltung der Patientin. Während der ersten sechs Monate empfand sie beim Sexualverkehr nicht nur keinen Orgasmus, sondern höchstens einen gesteigerten Stuhlgang, so daß sie sich »nicht konzentrieren« konnte. Allerdings sei sie in ihren Mann auch nicht verliebt gewesen. Sie achte ihn zwar, aber das könne sie nicht als »Liebe« bezeichnen. Dazu kam, daß ihr Mann von ihr täglich den Sexualverkehr erzwingen wollte, was schließlich zu heftigen Auseinandersetzungen führte. Letztendlich einigten sich die Ehepartner auf eine einmal wöchentlich zu vollziehende Geschlechtsbeziehung. Danach sei sie orgasmusfähig geworden.

1960 gebar die Patientin eine Tochter. Die Schwangerschaft wurde durch ein während der ganzen Dauer anhaltendes Erbrechen kompliziert und durch eine explosionsartige Ausbreitung der Psoriasis auf den ganzen Körper, die trotz konsequenter dermatologischer Behandlung sich nur langsam besserte. Anläßlich einer zweiten Schwangerschaft fünf Jahre später erfolgte wiederum eine Verschlimmerung der Psoriasis. Zusätzlich litt die Patientin nach der zweiten Geburt an Zwischenblutungen, so daß eine Ausschabung durchgeführt werden mußte, die Entzündungen mit sich brachte, die drei Jahre lang behandelt wurden. Eine antikonzeptionelle Behandlung der Patientin mußte schließlich wegen regelmäßiger Verschlimmerung der Psoriasis abgesetzt werden.

Der unmittelbare Anlaß zur psychiatrischen und psychosomatischen Abklärung der Patientin, die dritte Schwangerschaft, brachte bereits einiges Licht in die existentielle Verfassung von Judith Borelli. Im Vordergrund stand bei ihr von jeher das Problem der Sauberkeit. Sie war schon als Kind außerordentlich sauber und reinlich. Sie wollte, wie sie sagte, »sauber« in die Ehe gehen. Die Sauberkeits-Atmosphäre hatte sie ja bereits bei ihrem Vater zu Hause miterlebt. Die Menarche und die späteren Menstruationen empfand sie als ein unsauberes Geschehen. Unter den psoriasisbedingten Hautveränderungen litt sie ungemein. Nach Angaben des Ehemannes war sie völlig auf ihre Psoriasis fixiert. Die mit der Hautkrankheit verbundene Beeinträchtigung ihres Aussehens hatte Minderwertigkeitsgefühle zur Folge und beeinträchtigte das intime Einvernehmen der beiden Ehegatten noch zusätzlich. Die Patientin wünschte einerseits, daß der Ehemann sich in zärtlicher Weise ihrer annehme und ihr täglich bei der Behandlung der Psoriasis beistehe; andererseits aber fühlte sie sich als Frau vor ihm erniedrigt und entwertet. Neben der ständigen Angst vor einer Verschlimmerung der eigenen Hautkrankheit war auch die Angst vor dem Auftreten derselben bei ihren Kindern nicht ganz unbegründet, da der fünfjährige Knabe zur Zeit der Untersuchung der Patientin auch bereits wegen psoriasisartigen Knötchen in dermatologischer Behandlung stand. So wurde die Patientin von ihrem Leiden völlig absorbiert und verfiel immer stärker in eine schwere depressive Verstimmung.

Es ist anzunehmen, daß die Symptomatologie dieser Patientin nicht genügend durch die bisher aufgeführten Phänomene der Beziehungsstörung, der narzißtischen Welteinengung auf ihre kranke Haut und die Unvertrautheit mit ihrer geschlechtlichen Entwicklung zur reifen Frau und Mutter geklärt ist. Eine eingehende Befragung ergab dann zusätzlich, daß Frau Borelli zeit ihres Lebens unter schwersten Angstzuständen litt, daß sie sich niemals in ein Auto setzte, nur schweren Herzens und unter Überwindung größter Widerstände eine Straßenbahn benutzte, sich auf der Straße unsicher fühlte und Menschenansammlungen mied. Im Haushalt galt sie als richtiger »Putzteufel«. Die Wohnung war ihr nie sauber genug, sie wusch sich und die Kinder mehrmals am Tage, wobei jedes Handtuch nach einmaligem Gebrauch in der Waschmaschine verschwand. Besonders zu schaffen machten ihr aber die Schlangenphobien, die sie seit der Geburt ihres ersten Kindes begleiteten. Gerade zur Zeit ihrer Krankheit träumte sie häufig von Schlangen. In einem dieser Träume krochen diese »widerwärtigen Viecher« um ihre Füße, sie blieb wie angewurzelt stehen und wagte sich nicht mehr zu rühren, bis sie in panischer Angst erwachte. Dieses Erwachen war bei jedem Schlangentraum von einem Schrei begleitet. Sie mußte dann Licht machen und die ganze Wohnung nach Schlangen durchsuchen. Einmal passierte es ihr sogar, daß sie aus dem Schlaf erwachend »mit offenen Augen« eine Riesenschlange vor sich sah, die von der Decke herunter auf sie zukroch, und zwar aus dem Bett ihres Mannes heraus. Sie schrie gellend, machte Licht und war danach nicht mehr fähig einzuschlafen.

Schlangenträume nun verweisen, sofern man diesen kriechenden Tieren außerhalb ihrer Symbolträchtigkeit auch in den Träumen ein eigenständiges Wesen zubilligt, auf die Möglichkeit, instinkthaft zu leben. Sie verweisen auf bodennahes, erdhaftes und kreatürliches Leben, das im Gegensatz zum beziehungsweise in Abhebung vom menschlichen Dasein weder weltoffen noch gar ek-statisch genannt werden kann. Schlangenhaftes Leben ist durch die betonte Verbundenheit mit der Erde ausgezeichnet sowie durch eine ungewöhnlich hochgradige Fremdheit und Unvertrautheit in bezug auf Menschen. Der schuppenhaften Haut entspricht auch die Kälte, schließlich sind die Schlangen mit ihrer lautlosen und schnellen Beweglichkeit, durch ihre Heimtücke, Giftigkeit und Würgekraft (zwar nicht bei allen Schlangenarten nachweisbar) gefürchtet. Letztlich sind Schlangen Tiere, die sich häuten. Angst vor Schlangen, ob im Traum oder im Wachleben, verweist somit auf die Angst vor all diesen, auch menschlichem Dasein nicht fremden Verhaltensmöglichkeiten. Nicht selten spricht man auch von Menschen als hinterhältige und doppelzüngige Schlagen. In der »Offenbarung« (12,9) heißt der Teufel »die alte Schlange«. Eine »verführerische Eva« wird oft einer »verführerischen Schlange« gleichgesetzt. Daß es Menschen gibt, die »eine Schlange am Busen nähren«, wußten bereits der griechische Fabeldichter Aesop wie auch Petronius Arbiter in den »Satirae«: »Tu viperam sub ala nutricas« (du ernährst eine Schlange unter deinem Flügel). Wer als falsch gilt, spricht mit »gespaltener Zunge«, wer in eine Gesellschaft heimtückischer Bosheit gerät, tritt in ein »Vipernnest«. André Mauriac beschrieb die Wahnwelt eines Paranoikers, der sich von allen verraten und mißbraucht fühlte, in einem Buch mit dem Titel: »Nœud de vipères«.

Dieser »Schlangenknäuel« war es, der der Patientin sowohl Abscheu und Ekel wie auch Angst einjagte. Als Frau, deren Weltverhältnis auf Reinheit, Sauberkeit und überschaubare Ordnung gestimmt war, die nicht nur ihre äußere Umgebung, sondern auch ihre Haut mit allen zur Verfügung stehenden Waschmitteln von jeglichem Schmutz befreien mußte, engte sich ihr Dasein auf jenes einer wahrhaften »Putzfrau« ein. Das freie Verhalten und die Entfaltung all ihrer sonst noch gegebenen existentiellen Möglichkeiten schienen ihr abhanden gekommen zu sein. Die Beziehung zu den Mitmenschen, ihre Verhaltensmöglichkeiten waren auf die Beziehung zum Schmutz und dessen Beseitigung reduziert. So konnte es nicht ausbleiben, daß ihr die Psoriasis jegliches Selbstwertgefühl raubte und bei ihr das Gefühl des Ausgestoßenseins und der Minderwertigkeit erhärtete, nachdem sie schon zeitlebens sich selbst, bereits unabhängig von der Hautkrankheit, abgesondert hatte.

Zur Therapie

Demnach dürfte es als selbstverständlich erscheinen, daß die Therapie der Psoriasis primär darauf ausgerichtet sein müßte, das besondere Weltverhältnis des Psoriasiskranken analytisch zu verarbeiten, in Frage zu stellen und einer größeren Offenheit zuzuführen. Mit anderen Worten: Wie bei allen als psychosomatisch deklarierten Krankheiten müßte man auch hier zunächst psychotherapeutisch vorgehen, in der Annahme, daß das Krankheitssymptom im Verlaufe einer solchen Behandlung »von selbst« verschwinden werde. Die praktische Erfahrung belehrt uns jedoch eines anderen. Wie bei anderen psychosomatischen Erkrankungen sucht auch der Psoriasis-Patient zunächst den somatisch tätigen Arzt auf, den Allgemeinpraktiker oder den Hautspezialisten. Der körperliche Ausdruck eines Weltbezuges verweist primär nicht auf den besonderen Weltbezug dieses Ausdrucks hin oder auf die Art der Störung dieses Weltbezuges, sondern auf das Ausdrücken selbst, nach gängiger Auffassung somit auf das, was »der Leib« oder, noch einfacher, »der Körper« des Menschen genannt wird. Im medizinischen Sprachgebrauch wird dies dann »das Organ« beziehungsweise die »organische Störung« genannt. Diesem Denken ist nicht nur der Patient, sondern auch die Medizin verpflichtet. Als Folge davon ist die Tatsache zu werten und zu verstehen, daß paradoxerweise die meisten, wenn nicht alle »psychosomatischen« Krankheiten therapeutisch zunächst »somatisch« und damit symptomatisch angegangen werden, sosehr sich die Medizin im übrigen bemüht, dem Krankheitsgeschehen »kausal« zu Leibe zu rücken. Es gilt sogar als Kunstfehler, dort symptomatisch zu behandeln, wo eine kausale Therapie möglich wäre. Merkwürdigerweise hört aber dieses grundsätzliche Vorgehen im Bereich der Neurosen und psychosomatischen Krankheiten auf. Selbst das theoretische Festhalten am kausalen Denken im Sinne der Psychogenese vermochte die Praxis der Therapie kaum zu beeinflussen. So sind Primärüberweisungen von »psychogenen« organischen Krankheiten durch Allgemeinpraktiker und somatisch arbeitende Spezialisten an Psychotherapeuten äußerst selten. Es scheint, als ob die Medizin zwar in ihrem theoretischen Krankheitsverständnis bereit sei, die naturwissenschaftliche Erklärung der Entstehung von pathologischen Zuständen auch auf die Neurosenlehre zu übertragen, nicht jedoch die therapeutischen Konsequenzen zu ziehen. Nur so ist es zu verstehen, daß die meisten neurotisch und psychosomatisch Kranken erst einen regelrechten Ärzteparcours absolvieren müssen, ehe sie dort landen, wo ihrem Leiden wirklich begegnet werden kann. Laut Statistik sind dies oft sechs bis 15 Jahre (De Boor und Künzli). Es wäre jedoch ungerecht, für diese Tatsache lediglich die Ärzte verantwortlich zu machen. Die Erfahrung der Psychotherapeuten hat nämlich gezeigt, daß nur ein beschränkter Anteil der »seelisch« Leidenden überhaupt einer Psychotherapie zugänglich sind. Einmal ist das Mißtrauen der Psychiatrie und Psychotherapie gegenüber noch längst nicht überwunden, gilt doch derjenige, der einen Psychiater oder Psychologen aufsuchten muß, in der öffentlichen Meinung noch immer als »verrückt«. Zum andern ist das Vorurteil des Menschen gegen alles, was »menschlich« ist, und somit gegen den »psychisch Kranken« zu beachten, ebenso wie die Wissenschaftsgläubigkeit des aufgeklärten Homo sapiens. Die Wissenschaft selbst scheint aber im Bereich der Neurosenlehre und Psychosomatik zu versagen, zumindest jene, die auf dem naturwissenschaftlichen Prinzip der Meß- und Wägbarkeit beruht. Und letztlich entspricht die Psychotherapie weitgehend auch nicht der Erwartungshaltung des Patienten, der gewohnt ist, behandelt zu werden. Er hat oft den Grundsatz, daß die therapeutische Aktivität einseitig dem Therapeuten zugesprochen wird, während sich der Patient passiv verhalten kann. In allen Formen von Psychotherapie jedoch, sofern diese wirklich diesen Namen verdienen, wird dem Kranken die teilweise oder ganze Übernahme der Verantwortung für seine Heilung übertragen. Die Rolle des Therapeuten wie auch die Rolle des Patienten sind somit in das Gegenteil des traditionellen Verhältnisses zwischen Arzt und Krankem verbannt.

Die somatische Therapie der Psoriasis, mit der wir uns nur kurz befassen wollen, da sie je nach Einsicht in die Grundstörung dieser Krankheit wechselt, ist heute dreifach. Da ist einmal die Lokalbehandlung zu nennen, dann die interne Therapie mit Zytostatica, Vitamin-A-Säure, Fumarsäure und wiederum Kortikosteroide. Dazu kommen Diätvorschriften. Seit einigen Jahren hat sich eine neue, ambulante Therapie der Psoriasis eingebürgert: die Fotochemotherapie. Auch die Bade- und Sonnenkuren am Toten Meer wirken in der Regel ausgezeichnet.

Die Psychotherapie wird in den meisten Fachbüchern und -schriften über Psoriasis kaum bis gar nicht erwähnt.[3] Im besten Fall wird eine solche dort empfohlen, wo die Patienten infolge ihrer Hautkrankheit depressiv und kontaktscheu werden, nicht aber aufgrund der Erkenntnis, daß die Psoriasis selbst eine psychotherapeutisch beeinflußbare Erkrankung wäre. Rhode und Konietzko widmen in ihrer Psoriasis-Fibel (»Leben mit der Schuppenflechte«) ein kleines Kapitel dem Problem »Psoriasis und Psyche«. Darin wird ausgeführt, der Krankheitswert der Psoriasis dürfe nicht nur an der flächenmäßigen Ausdehnung der Hautveränderungen gemessen werden, sondern umfasse auch »den unterschiedlichen Grad der möglichen persönlichen Beeinträchtigung durch die psychische und physische Belastung, welche die Psoriasis häufig mit sich bringt«. Entscheidend für die Bewältigung der seelischen Belastung soll vor allem der Zeitpunkt des ersten Auftretens der Hautsymptome sein. Vor dem zehnten Lebensjahr bestehe für das Kind die Gefahr der Geringschätzung in Schule und Familie, woraus sich eine abnormale Gefügigkeit oder ein besonders aggressives Verhalten entwickeln könne. In der Pubertät auftretende Psoriasis wiederum führe zu Depressionen, weil sich der Jugendliche in dieser Zeit besonders intensiv mit seiner Körpererscheinung befaßt. Auch kann die Einordnung in das soziale Gefüge gestört werden. Nach der Pubertät treten dann Fragen der partnerschaftlichen Hinwendung auf, zumeist im Sinne von Hemmungen und Minderwertigkeitsgefühlen, die sich unter anderem auf die sexuelle Erlebnisfähigkeit auswirken. Im Erwachsenenalter erstmals auftretende Psoriasis soll zu weniger Auseinandersetzungen mit sich selbst und der Umwelt führen, wenn man von den

Schwierigkeiten im Berufsleben und in der Freizeit absieht. Insbesondere scheint die (unbegründete, aber verständliche) Furcht vor Ansteckung groß zu sein.

Diese unfreiwillige Ghettobildung hat nun zur Folge, daß die Psoriatiker selbst die »Flucht nach vorne« angetreten haben. In Deutschland und in der Schweiz haben sich Psoriasiskranke zu Gesellschaften zusammengeschlossen. Diese führen ein reges gesellschaftliches Eigenleben, organisieren gemeinsame Vortragsabende und reisen zum Beispiel ans Tote Meer. Die Mitglieder des Deutschen Psoriasis-Bundes e. V. und der Schweizerischen Psoriasis-Gesellschaft SPG erhalten eine Zeitschrift (»Psoriasis«), die sie ständig über die neueste Entwicklung der Psoriasistherapie auf dem laufenden hält. Dazu werden Kontaktadressen und andere Anzeigen geboten; schließlich schuf die schweizerische Psoriasis-Gesellschaft ein eigenes Signet PS+, einen eigenen Psoriasis-Ausweis beziehungsweise einen Psoriasis-Paß. Außerdem gibt es »Psoriasis-Aufkleber mit Doppelkopf« für Autos. Auffällig ist bei Beobachtung der Psoriatiker unter sich, daß sie fast ausschließlich über ihre Krankheit sprechen und daß sie auch ein meines Wissens bei keiner anderen Krankheit auftretendes besonderes Verhältnis zu ihrer Hautkrankheit gewonnen haben. Fast liebevoll wird von ihr im Diminutiv gesprochen, nämlich von der Psori.

Man kann sich fragen, ob solche Bestrebungen zu fördern sind oder nicht. Es gibt bereits eine Anzahl von Vereinigungen und Gesellschaften, deren Sinn und Zweck ausschließlich auf der Basis einer gleichen Krankheit zu suchen ist. Die zentrale Frage ist, ob neben der Gefahr der Ghettobildung durch solche Gruppen das Verhalten der Öffentlichkeit ihnen gegenüber in positivem Sinne beeinflußt werden kann. Dieses Verhalten wurde gerade bei Hautkranken eingehend studiert und in wissenschaftlichen Schriften festgehalten. Am stärksten ist die Befürchtung bei Hautkranken, von Menschen mit gesunder Haut abgelehnt zu werden in der Frage der erotisch-sexuellen Zuwendung. Es sind auch geschlechtsspezifische

Unterschiede in der Beurteilung von Hautkranken feststellbar. Für den Mann soll eine äußere Makellosigkeit des Partners eine wesentlich größere Bedeutung haben als für die Frau, der weibliche Partner wird ja zur Demonstration der eigenen Potenz benutzt, während Beruf, Besitz und Macht des Mannes bei der Frau in der Regel eine größere Rolle spielen als sein Aussehen. Dazu kommt, daß der Hautkranke generell eine »abwertende und sozial-distanzierende Einstellung seiner Umgebung sehr schnell mit seinen Hautveränderungen verknüpft« (Hünecke), was zur Meidung von sozialen Kontakten, Gefühl des Versagens und Abwertung der eigenen Person führt. Der Hautkranke empfindet seine Erkrankung als Makel, »die ihn in der Entfaltung seiner persönlichen und sozialen Fähigkeiten hindert«. Allzu viele Personen zeigen überdies dem Hautkranken gegenüber betont eine heuchlerische Einstellung, was von diesem nicht übersehen werden kann.

Allerdings wäre es falsch, aus dem Gesagten die Schlußfolgerung ziehen zu wollen, die Hautkranken würden lediglich aufgrund von Umwelteinflüssen neurotisiert. Hünecke meint zu Recht, einer solchen Annahme liege »die nicht ausgesprochene und nicht geprüfte Voraussetzung zugrunde, daß ein Mensch uneingeschränkt und unverändert das aufnimmt und lernt, was ihm die Umwelt anbietet«.

Die geschilderte mitmenschliche Problematik des Psoriatikers, insbesondere die im Vordergrund stehende sozial-kommunikative Störung mit der Folge innerer und äußerer Tendenz zu Isolierung, Vereinsamung und Selbstabwertung, stellt wohl die Indikation für die Gruppentherapie dar. Voraussetzung allerdings ist, daß die Möglichkeiten und Grenzen einer solchen Therapie erkannt werden. Schwere neurotische Persönlichkeitsveränderungen lassen sich gruppentherapeutisch kaum beheben. Die Indikation für die Gruppentherapie ist jedoch dort gegeben, wo der Mensch tatsächlich vor allem aufgrund seiner Krankheit, hier also der Hautveränderung, in seinen sozialen Bezügen gestört ist. Dabei sind zwei Möglichkeiten zur Auswahl gegeben: entweder Gruppen von Psoriatikern, wie sie sich in den genannten Gesellschaften unter Leitung eines erfahrenen Gruppentherapeuten bereits konstituiert haben, oder dann gemischte Gruppen, die nicht aufgrund einer einheitlichen Diagnose zusammengesetzt sind. Welcher Gruppentherapie der Vorzug zu geben ist, kann nicht generell gesagt werden. Es wird Aufgabe des Therapeuten sein, den Psoriatiker dorthin zu weisen, wo er aufgrund seiner individuellen Eigenart am meisten zu erwarten hat. Dies wird aber in vielen Fällen gerade nicht die Gruppentherapie, sondern die Einzeltherapie sein.

Der Psoriatiker sucht zunächst den Praktiker oder den Hautspezialisten auf. Die Psychotherapie beginnt demnach bereits in der Sprechstunde desselben. Noch genauer: Sie beginnt mit dem ersten ärztlichen Gespräch, das dann möglicherweise zur Überweisung an den Psychotherapeuten führt. Daß eine gründliche somatische Abklärung vorangehen muß, ist selbstverständlich und bedarf keiner weiteren Erörterung. Nicht so selbstverständlich scheint es zu sein, daß einer Überweisung auch ein ausführliches informatives und gleichzeitig bereits therapeutisch wirksames Gespräch vorangehen sollte. Dieses Gespräch soll den Übergang vom »somatischen« in das »psychische« Geschehen vermitteln. Es genügt also keineswegs, dem Patienten mitzuteilen, sein Leiden sei psychisch bedingt und gehöre demnach in die Hand des Psychotherapeuten. Vielmehr müßte dieses Gespräch den Patienten darüber aufklären, wie der Zusammenhang zwischen seinem Leiden und der »Psyche« zu verstehen ist. Dies geschieht am besten, wenn versucht wird, dem Patienten einiges über den Zusammenhang von »Leib und Seele« mitzuteilen. Schließlich sollte dieses Interview auch eine Information über Methode und Ziel der Psychotherapie enthalten. In diesem Zusammenhang sei auf die Aussage von Ilse Rechenberger verwiesen, der bei der Tätigkeit als Dermatologin in der Sprechstunde und am Krankenbett und ebenso als psychosomatisch tätige Ärztin sowohl Patienten begegnen, die sie in ihrer Funktion als Hautärztin aufsuchen und nichts von der Psychogenese ihrer Hauterscheinungen ahnen, als auch Patienten, die durch dermatologische Kollegen bereits vorausgewählt worden sind. Die vorausgewählten Patienten ließen sich in zwei Gruppen einteilen: einmal in jene, die wissen, daß ihre Beschwerden psychologisch untersucht werden sollen, und zum anderen in solche, denen die bevorstehende psychologische Untersuchung entweder nicht mitgeteilt wurde oder die nicht gefragt haben, warum sie geschickt wurden, und solche, die es nicht begriffen haben. Bei den erfolgreich vorbereiteten Patienten komme bereits ein Prozeß der Auseinandersetzung in Gang, ehe sie die Therapeutin aufsuchen. Manche Patienten erschienen daher nicht zum vereinbarten Termin, andere haben sich in der Zwischenzeit selbst ein Bild ihres psychischen Leidens gemacht, in dem die Abwehr oder die Aufgeschlossenheit gegenüber der bevorstehenden psychosomatischen Untersuchung und Behandlung überwiegt. Es sei interessant, daß gerade Patienten von Kollegen, die sich für psychologische Probleme interessieren, oft nicht erscheinen. Möglicherweise sei von diesen Kollegen der Bedeutungsgehalt der Krankheit zutreffend vermutet und dem Patienten verbal oder nonverbal übermittelt worden. Die nun nicht mehr unbefangenen Patienten wagten es dann nicht, zu einer psychologischen Untersuchung zu kommen; es habe sich aber erwiesen, daß die Überweisung dann zum Erfolg führt, wenn man dem Patienten »eine nochmalige ausführliche Besprechung ohne Zeitdruck bei einer Ärztin der Klinik, die mit seinen Beschwerden besondere Erfahrung hat« ankündigt. Gehe man jedoch anders vor und sage beispielsweise: »Sie sind psychisch krank, kommen Sie deshalb morgen zur Psychotherapie«, dann verstärke sich der Widerstand des Patienten, der bisher der Erkennung eigener Problematik im Wege stand, und der Kranke erscheine nicht zur notwendigen Untersuchung und Behandlung.

Ein Grundsatz folglich, dessen Nichtbeachtung das Erstinterview und damit die weitere Behandlung gefährden kann:

die Erkennung und Bearbeitung der primären Abwehr. Diese kann sich bereits im (stummen) körperlichen Symptom austragen. Der Kranke hält sein »Symptom« – organisch präsentiert – für sein »Leiden«. Er verkennt den Grundzug seiner Krankheit, er vernachlässigt deren mitmenschliche Bedeutung, deren existentiellen Sinn- und Bedeutungsgehalt. Die sexuelle Impotenz, so meint er, deutet auf eine Funktionsstörung, auf ein Versagen des Phallus, der männlichen Kraft hin – nicht auf eine Störung der Liebesfähigkeit. Die Magenverstimmung verweist auf eine Übersäuerung der Magensäfte, nicht auf einen in besonderer Weise verstimmten Weltbezug. Die Psoriasis ist eine Erkrankung der Haut, nicht der menschlichen Beziehungsfähigkeit. Warum aber muß die erweiterte und vertiefte Diagnose abgewehrt werden? Offenbar doch deshalb, weil die den Kranken mehr herausfordert, weil sie ihn selbst die Mitverantwortung an seinem Kranksein ahnen läßt, weil das soziale Image eine somatische Diagnose verlangt, weil die Medizin dem somatisch Kranken einen sekundären Krankheitsgewinn vermittelt, ihn be-handelt, arbeitsunfähig schreibt und vor allem ihn sein Gesicht wahren läßt durch die sozial akzeptierte Maxime, der Kranke könne nichts für sein Kranksein. Um dies zu verstehen, braucht es weder eine Triebverdrängungs-Theorie noch den Begriff des Unbewußten. Eingeständnis einer »psychischen Krankheitsgenese« – um es einmal so zu formulieren, wie es die von der Psychoanalyse beeinflußte Volksmeinung tut – bedeutet implizite das Eingeständnis eines eigenen, persönlichen Versagens und damit die Verpflichtung, selbst etwas dagegen unternehmen zu müssen. Die Auflösung der Abwehr führt dann entweder zum totalen Rückzug oder zu einer zögernden Einsicht, möglicherweise zu totaler Unterwerfung oder zur einsichtigen, freien Entscheidung. Der totale Rückzug bedeutet, daß der Patient, in seiner Abwehr noch verstärkt, den Arzt wechselt, und zwar so lange, bis einer ihn rational in seiner Ansicht bestätigt. Die totale Resignation kann ihn aber auch in seiner Verzweiflung an der Medizin zum vollständigen Abbruch jeglicher Therapie oder zur Suche nach paramedizinischen Alternativen motivieren. Gewinnt der Patient jedoch anläßlich einer Besprechung mit dem Arzt eine relative Einsicht in die Grundstruktur seines Leidens, so tritt nicht selten an die Stelle der eigentlichen Abwehr ein Widerstand. Der Patient könnte sich zu einer Psychotherapie zwar entschließen, findet aber keinen ihm genehmen oder geeignet erscheinenden Psychotherapeuten. Oder er sucht sich einen Therapeuten aus, der seinen neurotischen Bedürfnissen entgegenkommt und ihm demzufolge nicht »gefährlich« werden kann. Daß in solchen Psychotherapien nichts geschieht, dürfte auf der Hand liegen. Unterwirft sich jedoch der Patient völlig dem Urteil des Arztes, kann es vorkommen, daß er sich, nicht aus innerer Überzeugung, sondern aus Autoritätsgläubigkeit, Gehorsam und Bravheit oder »um auch dieses zu probieren«, aus »Interesse«, weil er schon Psychologiebücher gelesen hat, zum Psychotherapeuten begibt, was wiederum einer mehr als fragwürdigen Motivation entspricht. Eine wahrhafte Auseinandersetzung findet dann weder mit dem Therapeuten noch mit sich selbst statt. Anders verhält es sich beim wirklich Einsichtigen, dessen Leiden nicht nur aus leiblichen Schmerzen und Funktionsstörungen besteht, sondern einen Leidensdruck beinhaltet, der weit über die leiblich erfahrenen Schmerzen hinausreicht. Dieser Leidensdruck ist es, der eine fast unabdingbare Voraussetzung für eine echte, tiefgehende Psychotherapie darstellt.

Dies ist die Seite des einen Partners, des Patienten. Welchen Beitrag hat der psychotherapeutisch inspirierte Arzt zu leisten? Wie verhält er sich dem zweifelnden, abwehrenden, somatisch orientierten Patienten gegenüber, wie überweist er ihn, wie akzeptiert er ihn? Zweifellos wecken Aussehen, Erscheinung und Verhalten des Patienten beim Arzt Gefühle der Sympathie oder Antipathie. Insofern können diese auch als Symptome des Patienten betrachtet werden. Vorausgesetzt, daß der Arzt in seinen Wahrnehmungsmöglichkeiten nicht selbst neurotisch eingeengt ist, kann ihm dies dazu verhelfen, den Patienten besser zu verstehen. Die Frage lautet dann: »Warum wirkt der Kranke auf mich so, daß bei mir selbst Gefühle der Antipathie, der Ablehnung, des Mißtrauens, des Ekels oder aber des Mitleids, der Anteilnahme, der Identifikation auftauchen?« Die eigene Gewissenserforschung bietet somit die Möglichkeit, als erstes das Arzt-Patienten-Verhältnis zu ordnen. Erst dann folgt die eigentliche Information, nämlich der Übergang vom mehr erfühlten Vertrauensverhältnis zum sachlichen. Der Arzt muß – um beim Beispiel des Psoriatikers zu bleiben – sowohl die Selbstwertung des Patienten wie auch die Haltung der Umwelt nachvollziehen können, um zu einem sinnvollen Therapievorschlag zu gelangen. Bosse sieht dies, wie bereits gezeigt, als einen Vorgang in drei Stufen. Zu Beginn des Gesprächs soll der Arzt dem Patienten das Gefühl vermitteln, daß er sich in dessen Lage versetzen kann. Damit erwirbt er sich das Vertrauen und die Basis für eine weitere Zusammenarbeit. Ist diese ausreichend stabil, so kann er dem Patienten zumuten, zu ertragen, daß er, der behandelnde Arzt, sich in die Rolle der Umwelt, zum Beispiel des Partners, versetzt und umgekehrt beim Patienten um Verständnis wirbt. Nach diesem zweiten Schritt erfolgt die dritte Phase, in der der Arzt zum »sachlichen« und »neutralen« Mediziner wird. »Die Möglichkeit für den Patienten, sich selbst mit allen Einschränkungen und gleichzeitig seine Umwelt mit den unterstellten oder vorhandenen diskriminierenden Einstellungen anzunehmen, sollte letztlich die Zielvorstellung einer Therapie sein, die alle somatischen Möglichkeiten ausschöpft, ohne dabei zu einem vollständigen Erfolg zu kommen. Selbstannahme und Annahme der Umwelt bedeuten Selbstsicherheit für den verunsicherten Stigmatisierten. Dieser bedarf hierbei der ständigen Unterstützung von seiten des Arztes.« Der Übergang zur eigentlichen Psychotherapie ist dann nur noch ein kleiner Schritt.

Im eben geschilderten Stadium der Behandlung weiß der Patient nicht notwendigerweise, daß er sich bereits in Psychotherapie befindet. Erst die Überweisung an den Psychotherapeuten bringt ihm dies klar zum Bewußtsein. Das Kennzeichnende solcher Art der »Psychotherapie«, schreibt Rechenberger, ist, »daß sie innerhalb der hautärztlichen Situation stattfindet, ohne daß überhaupt von Psychotherapie die Rede ist... Der Widerstand wird dabei nicht mittels Deutungen angegangen. Er wird überspielt, indem der Patient durch die Benutzung der dermatologischen Möglichkeiten Schritt für Schritt in die psychoanalytische Situation quasi ›hereingelockt‹ wird.« Als Vorteil dieser Art des Vorgehens wird festgehalten, daß mancher anders nicht behandelbare Patient doch behandelt werden kann.

Man hat sich angewöhnt, solche Gesprächsführungen in der Allgemein- und Facharztpraxis als »kleine« oder »einfache« Psychotherapie zu qualifizieren. Dabei vergißt man oft, daß diese eine grundlegende Kenntnis der neurosenpsychologischen und psychotherapeutischen Gegebenheiten voraussetzt. »Gesunder Menschenverstand«, Intuition und Anteilnahme sind zwar unabdingbare Voraussetzungen, genügen aber nicht. Neben dem »psychosomatischen Blick« (analog zum »klinischen Blick«) gehört auch eine fachliche Aus- und Weiterbildung, beispielsweise in sogenannten Balintgruppen, zum Rüstzeug des psychosomatisch tätigen Arztes. Die fachärztliche Psychotherapie ist jedoch dort indiziert, wo die Biographische Anamnese Anhaltspunkte für das Vorliegen einer neurotischen Persönlichkeitsentwicklung ergibt oder wo beispielsweise die Psoriasis das Selbstwertgefühl des Patienten erheblich beeinträchtigt und zu einem unerträglichen Leidensdruck führt. Im übrigen gelten für Indikation und Methode der Psychotherapie der Hautkrankheiten die gleichen Gesichtspunkte wie bei allen anderen psychoneurotischen und psychosomatischen Erkrankungen. Eine spezifische Psychotherapie der Psoriasis gibt es nicht. Ziel der Therapie kann nur sein, dem Kranken zu einem freieren Verhältnis zur Welt, zu vermehrter Offenheit mitweltlichen und mitmenschlichen Bezügen gegenüber zu verhelfen. Die Patientin Judith Borelli, über die kurz berichtet wurde, verzichtete nach einigen psychosomatisch-psychotherapeutischen Besprechungen und nach durchgeführtem Schwangerschaftsabbruch auf eine weitere Behandlung. Weder eine Psychotherapie noch eine somatische Therapie schienen ihr notwendig zu sein, da der Psoriasisschub gänzlich abgeklungen war. Ein Leidensdruck fehlte bis zu dem Zeitpunkt, als ernstliche eheliche Schwierigkeiten einige Jahre später wieder einen Schub auslösten. Die Scheidung nach erfolglos durchgeführter Eheberatung brachte wiederum Symptomfreiheit.

Der Hautkranke ist in irgendeiner Weise stigmatisiert. Dies führt nicht nur zu einem bestimmten, meist abweisenden Verhalten der nächsten Umgebung und dementsprechend zu schweren Folgen sozialer Natur, sondern auch zu einem oft erheblich geminderten Selbstwertgefühl des Patienten. So muß denn auch die Therapie häufig auf zwei Ebenen stattfinden. Gerade bei Hautkrankheiten zeigt sich immer wieder, daß lokale dermatologische Maßnahmen zwar absolut notwendig und von unschätzbarem Wert sind, aber oft nicht für die Behandlung des Gesamtleidens genügen. In solchen Fällen gilt es, sowohl individuelle wie in Gruppen durchgeführte psychotherapeutische Verfahren einzusetzen, die einerseits dem Kranken helfen, mit seinen Konflikten besser zu Rande zu kommen, das Selbstwertgefühl wiederzuerlangen und die Beziehungen zur Umwelt zu verbessern. Es hat sich erwiesen, daß besonders bei Hautkrankheiten die Zusammenarbeit von Dermatologen und Psychotherapeuten von ausschlaggebender Bedeutung ist.

HEINRICH SCHIPPERGES

Die gesunde Haut

Zur Pflege des Körpers

Bevor die Ärzte an eine wissenschaftliche Behandlung der Hautkrankheiten auch nur denken konnten, hatte die Volksmedizin einen ganzen Schatz zur Verhütung von Krankheiten und mehr noch zur Pflege der Haut zur Verfügung. In seinem »Universal-Lexikon« konnte Johann Heinrich Zedler hierzu bereits bemerken: »Dazu rathet man nun viel Specifica an, worunter auch viel sympathetische oder vielmehr abergläubische Mittel vorkommen, welche aber gar offt vergebens gebrauchet werden.«

Junge Mädchen in Bayern pflegten den Teint mit Weidenblühwasser und Lavendelblütenwasser, mit Märzenschneewasser und Maientau. Die »taufrische Haut« wird zum Symbol. Die Japanerinnen waschen sich mit Reispulver in Schneewasser. Nachtschattengewächse dienen gegen Sommersprossen. Dem Mephisto klagt eine Blondine ihr Sommerleid: »Da sprossen hundert bräunlich rote Flecken,/ Die zum Verdruß die weiße Haut bedecken.« Und Mephistopheles weiß natürlich auch Rat für »so ein leuchtend Schätzchen«: »Nehmt Froschlaich, Krötenzungen, kohobiert,/ Im vollsten Mondlicht sorglich distilliert,/ Und, wenn er abnimmt, reinlich aufgestrichen,/ Der Frühling kommt, die Tupfen sind entwichen.«

Eine der primitivsten, einfachsten Korrekturen an der Haut ist das Auszupfen der Haare, kultiviert durch Epilationspinzetten, modifiziert durch das Rasieren. Haare entfernte man auch von bestimmten Stellen durch Salben mit Fledermausblut oder Fledermaushirn. Reine Haut machten ein Kleeblümchen-Pulver, aber auch der pulverisierte Kot einer Nachtigall, der, mit pflanzlichen Ingredienzien versehen, in Japan zu hohen Preisen gehandelt wurde.

Das alles ist natürlich eine ganz alte Welt, ist vorwissenschaftliche Medizin, eine Heilkunde indes, die man nicht vergessen sollte, zumal auch die moderne Medizin noch so voll ist von Wunderlichkeiten!

Aber nun sollten wir doch einmal versuchen, etwas Systematik in die Fülle an volksmedizinischen Weisheiten zu bringen, wobei ich mich einer Nomenklatur bedienen möchte, die Eduard Rothschuh nach einem Düsseldorfer Akademie-Vortrag über »Iatromagie« (1978) veröffentlicht hat.

Als erstes Prinzip finden wir da die *magische Krankheitsübertragung*, eine »transplantatio morbi«, eine besonders bei Warzen gern geübte Methode. Alle Zeiten und Völker haben als Therapeutikum dieses »Übertragen« von Krankheiten gekannt, das Weitergeben eines »Krankheitsstoffes« von Person zu Person, aber auch von Ding zu Ding, das Verpflanzen schließlich auf Tiere oder Bäume und damit das Vernichten der Krankheit. Nehmen wir als Beispiel die Warzen.

Warzen, »Verruca vulgaris« und »Verruca plana«, das sind aus unserer Sicht ganz banale Viruserkrankungen der Epidermis, histologisch gesehen: eine übermäßige Verdickung der Hornschicht und eine Verdickung der Stachelzellenschicht der Haut. Demgegenüber stehen nun die Buntheit der Bilder und Vergleiche in der älteren Heilkunde und die üppige Vielfalt der Heilmittel.

Wer mit Warzen behaftet ist, schneidet sich in der Steiermark einen Haselstock, den sogenannten »Warzenstecken«, macht so viele Einkerbungen hinein, wie er Warzen hat, und wirft dann – ohne sich umzusehen – den Stock einfach hinter sich auf die Straße. Wer dann des Weges daherkommt, den Stock aufhebt, der kriegt mit Sicherheit mit dem Stecken auch die Warzen.

Nicht weniger beliebt waren die Methoden der *Krankheitsabnahme*, des Ausziehens oder Abstreifens oder gar Auflösens der Krankheit. Es ist ja nur zu verständlich, daß die »materia peccans« beseitigt, aufgelöst, vernichtet sein will.

In seiner »Materia medica« hatte der griechisch-römische Militärarzt Pedanios Dioskurides vor fast 2000 Jahren schon ein solches »Sympathiemittel« zur Hand: Man soll bei Neumond seine Warzen mit je einer Erbse berühren, diese dann in feines Linnentuch binden und einfach hinter sich werfen. Ähnlich schneidet man auch heute noch einen Apfel in zwei Hälften und bestreicht mit den Innenseiten die Warzen. Dann werden die Hälften aneinandergefügt; der Apfel wird unter die Dachtraufe gehalten und in die Erde vergraben, wo er bald verfault. Mit dem Faulen schwinden die Warzen. Ähnlich überträgt man Warzen auf einen Apfel, hängt diesen dann im Kamin auf, um ihn dort – und mit ihm die Warzen – verfaulen zu lassen.

Die »materia peccans« soll verschwinden, soll »tot« werden, soll wie die Leiche im Grabe einfach verfaulen oder verschwinden. Daher scheut man sich nicht, die Warzen durch Bestreichen mit einer »Totenhand« zum Verschwinden zu bringen. Oder man bestreicht wenigstens die Warzen mit einem Stück Speck und wirft dieses ins offene Grab, was – per Distanz – den gleichen Effekt haben soll. Oder man verhält sich noch diskreter, reibt beim Totengeläute seine Warzen mit Speck, vergräbt diesen und spricht: »Man läutet zur Leiche,/ Was ich greife, weiche!/ Was ich streiche, nehme ab,/ Wie der Tote im Grab.« Läuten die Glocken von ferne her, so kann man sich auch stillschweigend an ein fließendes Gewässer verdrücken, stromab eine Handvoll Wasser schöpfen, sich vorwärts gehend die Warzen waschen und dabei laut sprechen: »Sie läuten den Toten in das Grab,/ Ich wasche meine Warzen ab.«

Von hier aus sind es nur Stufen und Grade zu einer weiteren therapeutischen Methode, der »deletio morbi«, der direkten *Krankheitsvernichtung*. Gänzlich vernichten kann man natürlich die »materia peccans« durch Abwaschen, Wegblasen, Verbrennen, Vergraben, Verpflocken, Abnehmen. Wer mit Warzen behaftet ist, soll den zunehmenden Mond anschauen und sprechen: »Was ich ansehe, das wachse«; dann soll er die Warzen berühren und rufen: »Was ich anrühre, das nehme ab!«

In solchen Zaubersprüchen waltet noch ganz und gar die

»Sympathie des Alls«: Alles, was da lebt und sich regt, steht in einem geheimnisvoll sympathetischen Zusammenhang: das Abnehmen oder Zunehmen der Krankheiten im selben Kontext wie etwa das Zunehmen und Abnehmen des Mondes.

Seine Warzen wurde man in Nürnberg los, wenn man nach einem Nachtregen vor Sonnenaufgang auf den Friedhof ging, dort das Wasser in den Vertiefungen der Grabsteine aufsammelte, um sich damit zu waschen. Manchmal geht es aber auch noch viel einfacher: Oftmals genügt es, einen Faden auf die Warzen zu legen, diesen zu knoten und dann den Faden einem Toten in den Sarg zu legen. So lassen sich Krankheiten verknoten, verpflocken, vernageln, durchstechen – oder auch einfach nur bestreichen, besser noch: wegstreichen, indem man kreisförmig die Warze bestreicht und so gleichsam »abringelt«, um sie am Weitergreifen zu hindern. Im Balkan gibt es ein »Warzenkraut«, das nur auf Felsen und Steinen wächst. Auch soll man dort bei wachsendem Mond die Warzen mit Wasser und Sand einreiben und dabei sprechen: »O Mond, du junger Mond, bei deinem Scheine bitte ich dich: Befreie mich von diesem Wuchse!«

Und damit kommen wir zu dem üppigen Repertoire an Heilpflanzen und zu einem wahren Kräuter-Segen. Als Warzenkräuter gelten insbesondere die Wolfsmilch (Euphorbium cyparissias), der Seidelbast (Daphne mezereum) und das Schöllkraut (Chelidonium majus), das auch Warzenkraut heißt.

Daß man durch Betupfen mit dem Milchsaft der Wolfsmilch Warzen vertreiben kann, das haben schon Dioskurides und Plinius beschrieben. Daß man die Pflanze vor Sonnenaufgang pflücken muß, den Saft aber aufstreichen soll bei abnehmendem Mond, um dabei zu murmeln: »Geht alle mit, geht alle mit« –, das haben erst die neueren »aufgeklärten« Epochen dazugetan. Warzen vertreibt man weiterhin durch Auflegen von Hahnenfuß; auch durch Überbinden mit Zwiebelsaft, was man alle drei bis vier Stunden erneuert; oder man reibe sie täglich alle zwei Stunden ein mit dem ausgepreßten Saft der Schnittbohnenblätter oder mit dem Saft von Hauswurz, oder man überbinde jeden Abend die Warzen mit geschabter Kreide. Schwarze Seife, dick auf ein Leinwandläppchen gestrichen und dies als Pflaster aufgelegt, täglich vier- bis fünfmal erneuert, vertreibt Warzen ebenfalls. Auch kann man Blätter des Sauerampfers zerdrücken und mit dem Saft die Warzen betupfen. Schon in kurzer Zeit werden sie verschwunden sein.

Neben den Pflanzen gibt es natürlich auch heilsame Warzentierchen, so besonders die Schnecke, die man über die garstigen Auswüchse langsam und ausgiebig kriechen lassen soll. Jean Paul hat das genußvoll beschrieben, wenn er den »Decticus verrucivorus«, die Warzenheuschrecke, über das zarte Gesicht einer schönen Jungfer hupfen läßt. Der zur Familie der Weichkäfer zählende Warzenkäfer (Telephorus fuseus) heißt im Volksmund auch der Bader, der Blutsauger oder einfach Doktor. Er vertreibt die Warzen, er bewahrt davor, und soll er sie beißen, und so lockt man ihn auch mit einem »Bader, laß Ader!«.

Damit kommen wir zu einer mehr spezifischen Therapeutik, die sich aber immer noch der »Materia medica« bedient mit ihren edlen Steinen, würzigen Kräutern oder animalischen Substanzen. Aber auch der ganz gewöhnliche Schieferstein tut es, wenn man ihn im Feuer zu Kalk brennt, dann fein zerstößt, scharfen Essig draufschüttet und den Brei tüchtig auf die Warzen einreibt: Sie fallen bald von selbst ab.

Im 18. Jahrhundert war Vigons Froschpflaster allgemein gesucht, bestehend aus Quecksilber, Schaflorbeere mit Essig vermischt, gepulverten spanischen Fliegen, gepulvertem Sadobaum, ferner Sublimaten, alles fein gemischt und zu einer dünnen Masse verrieben. Noch beliebter war Khunraths Warzensalbe, das berühmte »Unguentum ad Verrucas«, nach folgendem Rezept: »Zerreibet Ammoniakgummi in Essig, zerlasset auch darinne Steinsalz und Salpeter, gleicher viele, thut dazu ein wenig Rosenöl und Wachs, daß es eine Salbe werde, damit man etliche Tage die Warzen oder harte Drüsen, Beulen und Gewächse schmieren oder pflasterweise darüber schlagen kann. Gedachte Gebrechen werden davon vertrieben und verzehret« (nach Zedler).

Mechanische Möglichkeiten einer physikalischen Therapie sind selbstverständlich zu keiner Zeit außer acht gelassen worden. Hier denkt man natürlich an das auch heute noch weithin geübte »Abbinden« der Warzen. Wichtig ist immer auch das richtige Bedrücken der Warzen, wozu man am besten weiße Erbsen nimmt, am liebsten drei für jede Warze, und möglichst gestohlene Erbsen. Die Erbsen werden nach dem Bedrücken ins Feuer oder in einen Brunnen geworfen, und wie sie vergehen, so schwinden die Warzen. Drücken darf man auch mit einem Stück Fleisch oder mit einem Hechtkopf, der schneller verfault. Am Bielersee betritt man eine Metzgerei, verlangt frech eine Speckschwarte und macht sich – ohne zu danken oder zu grüßen – rasch wieder davon.

Radikaler schon ist die Methode, einen spitzen Schlehdorn möglichst tief in die Warze hineinzustoßen, um diese dann mit dem Dorn vereitern zu lassen. Mit der heilenden Wunde verschwindet dann nach und nach auch die Warze. Eine kleine Chirurgie ist schon gegeben, wenn man bei mehreren Warzen die größte auslöffelt, worauf die übrigen von selbst verschwinden – falls man dies dem Patienten im vorhinein deutlich genug beigebracht hat.

Daß hier dann auch von der Dreckapotheke üppig Gebrauch gemacht wird, nimmt nicht wunder. Taubenblut ist ebenso beliebt wie der Schaum frischen Pferdeurins. Die noch warmen Gedärme von einer frisch geschlachteten Henne zeigen den gleichen Effekt wie das Beschmieren mit Maulwurfblut. Geradezu davonlaufen aber sollen die Warzen, wenn einmal – was selten vorkommt – ein Frosch einen Menschen bepißt.

Fragt man sich abschließend noch, warum wohl dieser therapeutische Aufwand bei einer rein kosmetischen Beeinträchtigung, so spielt sicherlich die Angst eine Rolle, diese merkwürdigen Hautauflagen könnten sich zu bösartigen Krebsen entwickeln. Wichtiger aber erscheint mir der Tatbestand, daß in der Phantasie aller Völker und Zeiten die Haut selber, die »integritas« des »integumentum«, eine solche Rolle hat spielen können. Soweit zu den Warzen.

Als ein weiteres, uraltes Heilmittel können wir das heilsame Brennen der Haut betrachten. Viele Jahrtausende schon hat es der Mensch verstanden, die Haut mit glühendem Eisen zu brennen und damit überraschend heilsame Wirkungen zu erzielen. Die Methode stammt aus der altindischen und chinesischen Medizin, wurde im klassischen Griechenland schon geübt und kam mit der arabischen Medizin wieder in die europäischen Länder.

Aulus Cornelius Celsus beschreibt in seinem Buch »De Medicina«, wie man das glühende Eisen auch bei inneren Krankheiten verwenden kann. »Man soll auf den Leib des öfteren Senf auflegen, bis die Haut wund wird; auch muß man mit einem glühenden Eisen an mehreren Stellen des Leibes Geschwüre erzeugen und diese längere Zeit offenhalten.« Eine etwas ungewöhnliche Reiztherapie, die auch bei gewissen Kopfschmerzen, bei der Epilepsie oder bei Halskrankheiten Erfolg gehabt haben soll.

Eine Wiedergeburt feierte das Glüheisen noch einmal im 18. Jahrhundert, als die Pariser Akademie – in den Jahren 1755 und 1790 – Preisaufgaben über die Anwendung des Glüheisens ausschrieb.

Das Glüheisen war in der Regel aus Eisen. Arabische Ärzte benutzten auch Gold, der Magister Wilhelm von Saliceto Silber, andere wiederum Blei, Zinn oder Kupfer. Das Brenneisen konnte verschiedene Formen aufweisen: rund, eckig, oval, zylinderförmig, birnenartig, halbkreisförmig und jeweils wieder in verschiedenen Größen. Gebrannt wurde die Haut meist in zwei bis sechs etwa 3 cm langen und 2 cm auseinanderliegenden Stellen. Nur vereinzelt reizte man ganze Hautflächen. Die Haut wurde dabei nur verschorft, also nicht eigentlich durchgebrannt.

Unwillkürlich wird man sich nun auch nach dem Anwendungsgebiet einer solch ungewöhnlichen Methode fragen. Das Anwendungsgebiet solcher Brennkegel war überraschend breit. Das Brennen diente zum Blutstillen und zur Schmerzbekämpfung; es sollte krankhafte Gebilde zerstören, vergiftete Wunden reinigen, oft auch nur eine kräftige Entzündung hervorrufen. Auch konnte man damit eine unspezifische Reizwirkung hervorrufen und eine allgemeine Umstimmung der Körperreaktionen.

Kosmetische Kulturen

Von einer »Welt der Haut« kann keine Rede sein, wenn man nicht auch kosmetische Überlegungen und Prozeduren mitbedenkt. Nicht aus Haut und Haaren allein erblüht die Schönheit, aber ganz gewiß auch nicht ohne sie, auch wenn es uns noch oft so scheinen könnte, wenn wir der Kosmetik-Reklame folgen. Und warum befaßt sich Kosmetik nicht auch und gerade mit dem Alter, das als sozialer Faktor ja immer bedeutsamer wird und aus physiologischen wie psychologischen Gründen der Pflege besonders bedarf?

Kosmetik ist heutzutage überwiegend Teilpflege geworden, Hauptpflege, Haarpflege. Dieser so modisch gewordenen Teilpflege gegenüber war in alten Zeiten Kosmetik immer Pflege des ganzen Körpers, und mehr noch: Sie meinte immer – wie das griechische Grundwort »kosmos« besagt – das Schöne im All, in einem in sich geschlossenen Universum, die Ordnung eben eines kosmisch verankerten Bezugssystems.

Trotzdem diente auch früher das Haar gleichsam als Kriterium der Kultur. »Je höher, edler, ästhetisch geläuterter die Kultur, desto gefälliger und anmutiger, oder auch einfacher das Kostüm des Haupthaares. Je luxuriöser die äußere Kultur, desto luxuriöser das Haarkostüm« (Krause, 1857).

In den alten Kulturen galt das Haar als Sitz des Lebens, Schutz der Seele, Hort aller Kraft. »Nie noch ist ein Schermesser auf mein Haupt bekommen«, verrät Samson seiner Delila, »denn ich bin ein Verlobter Gottes von Mutterleib an. Wenn man mich schöre, so wiche all meine Kraft von mir.« Ähnlich beim germanischen Loki, bei der slavischen Vila, beim griechischen Poseidon. Im Märchen muß der Knabe drei goldene Barthaare des Teufels holen, um Macht über ihn zu gewinnen. Vielfach steht auch im Volksmund das Haar als Teil des Körpers für den Leib als Ganzes. So heißt es in der Steiermark: Wenn eine Frau ihr Haar verkauft, dann erlangt der Böse Macht über sie. Eng damit verbunden ist der sogenannte Haarzauber, der in den Hexenprozessen des 15. bis 18. Jahrhunderts eine große Rolle spielt. Auch viel Liebeszauber wurde oder wird mit den Haaren getrieben, vor allem mit dem »Liebesknoten« aus beiderseitig verschlungenen Haaren. Der Apoll von Belvedere, er wäre nicht das höchste Ideal der Kunst ohne jenes Haar, von dem Winckelmann in seiner »Geschichte der Kunst« (1764) begeistert schrieb: »Sein weiches Haar spielt, wie die zarten und flüssigen Schlingen edler Weinreben, gleichsam von einer sanften Luft bewegt, um dieses göttliche Haupt; es scheint gesalbt mit dem Öl der Götter und von den Grazien mit holder Pracht auf seinem Scheitel gebunden.«

Römische Kaiser, so etwa Commodus, pflegten ihr Haupthaar mit Goldstaub zu bestreuen, und auch der weise Salomo soll – nach Flavius Josephus – bereits goldgepudertes Haar getragen haben, während Achill sich Asche und Staub auf das Haar häuft, als er hört, daß sein geliebter Patroklos gefallen war. Mehr noch als die klassischen Helden interessieren uns natürlich die Heldinnen und ihre so üppige Haarkultur. Und so kennen wir auch recht genau eine ganze Galerie von Haarkostümen römischer Kaiserinnen: der Sabina und Lucilla, der Faustine oder der Crispina, einer Manlia Scantilla und der Julia Domna, der Gallia Placidia, der Aquilia Severa und der Tranquillina, und wie sie alle heißen. Die lateinische Sprache schon ist so reich an »termini technici« über den Umgang mit Haar, eine solche Fülle auch an Haarkosmetika, daß man, wie Ovid schreibt, »ebensowenig die verschiedenen, zu Rom üblichen Haarstrukturen zählen könne wie die Eicheln an einer astreichen Eiche, wie die Bienen auf dem Hybla, wie das Wild auf den Alpen«, ja daß gleichsam jeder Tag, den Gott geschaffen, auch einen neuen »Ornat des weiblichen Hauptes« erzeuge! Hinzu kommt dann noch das ganze kosmetologische Instrumentarium, all die Kämme und Bürsten, all die Nadeln und Netze, die Schleifen und Binden, all die ins Haar geflochtenen Blumen und Kränze, mit wiederum eigener

Technik oder auch Symbolik, man denke nur an den Myrthenkranz.

Von Kriton, einem Leibarzt der römischen Kaiserzeit, Leibarzt übrigens auch der Kaiserin Plotina, wird berichtet, daß er vier Bücher über Kosmetik geschrieben habe, die selbst der große Galen noch zu benutzen pflegte. Kriton kannte nicht weniger als 25 Haarsalben, Pomaden und Essenzen, die er selber zubereitete und deren Namen sich bis heute erhalten haben. Wir kennen ziemlich genau das kosmetische Repertoire einer Kleopatra und damit auch ihre »maquillage«, was weitaus vornehmer klingt als unser »Make-up«, von den barbarischen Ausdrücken »Schminke« oder »Tünche« gar nicht zu reden, wiewohl alle das gleiche meinen.

Bei den Römern schon galt es als Schande, wenn man einem die Haare schor. Im Mittelalter war Haarlosigkeit ein Zeichen der Knechtschaft. Nur die Mönche durften sich scheren, weil sie sich gänzlich ihrem Gott zu Knechten ergaben. Das Abschneiden der Haare wurde im Zivilrecht zur Strafe angeordnet, so besonders bei Ehebruch. Eine Verschärfung dieser Strafe war das Skalpieren, und dies war nicht nur bei den Indianern üblich, sondern wird auch schon in einer Glosse zum »Sachsenspiegel« erwähnt.

Ein eigenes Kapitel in der Kulturgeschichte der Kosmetik wäre der arabischen Leibespflege zu widmen, einer Pflege, die geradezu mit zu den Inhalten der Religion gerechnet wird. Wir finden in einer eigenen Literaturgattung – dem »adab« – alles das, was mit Körperpflege und Kosmetik, mit der Etikette und der »feinen Sitte« zusammenhängt.

In der »Kunst zu leben« werden immer wieder die berühmten »vier Dinge« angeführt, die man haben oder meiden soll, die man tun oder lassen muß. Nur ein paar Beispiele: »Vier Dinge kräftigen den Körper: das Essen von Fleisch, das Riechen von Wohlgerüchen, die häufige Waschung ohne Beiwohnung und das Tragen von sauberen Linnen. Und vier Dinge schwächen den Körper: häufiger Koitus, viel Sorgen,

Trinken von Wasser auf nüchternen Magen und das Essen scharfer Sachen.« Im 10. Jahrhundert besaß Bagdad an die 10000 Bäder; ähnliche Zahlen kennen wir aus dem andalusischen Cordoba – eine Dimension an Kultur, die im 10. Jahrhundert die Nonne Hroswitha von Gandersheim zur Bewunderung hinriß. Das Badepersonal bestand in der Regel aus fünf Personen: dem Bademeister (hammāmī), dem Aufwärter (qajjīm), dem Mistmann (zabbāl), der mit trockenem Dung zu heizen hatte (nicht mit den Resten alter Bibliotheken, wie böse Zungen behaupten), dem Heizer (waqqās) und dem Trinkwasserträger (saqqā).

Die Notwendigkeit des Badens nach den Übungen gründet sich nach ʿAlī b. al-ʿAbbās auf drei Punkte: Das Bad befreit von den schlechten Säften, die die Übungen nicht beseitigen konnten; es macht den ausgetrockneten Körper feucht; es reinigt den Körper von den Fäulnisstoffen, die aus Schweiß und Staub entstanden sind. So gesund das Bad nach den Übungen ist, so schädlich ist es nach der Mahlzeit. Allenfalls dürfen kleine Mengen vorher gegessen werden, doch am besten badet man vor dem Essen. Die physiologischen Wirkungen des Badens sind vielfältig: Es macht den Körper feucht, stärkt die natürliche Wärme, fördert die Verdauung, nimmt die Müdigkeit, vergrößert die Poren, entleert die Schlacken, lindert Schmerzen, bekämpft Blähungen. Wichtig ist auch die Luft des Bades, die in den drei Baderäumen unterschiedlich ist: Im ersten Raum soll die Luft lau sein, im zweiten von mittlerer Temperatur, im dritten sehr warm. Die verschiedenartige Wirkung differenziert sich weiter je nach der Verweildauer in den Räumen und nach der Säftebeschaffenheit des Badenden.

Mit besonderen Wonnen hat die Natur ein weiteres Glied der »excreta et secreta« bedacht: das Geschlechtsleben. Nicht von ungefähr gilt auch im Islam das Sexualleben als Inbegriff des Paradieses. Auf der anderen Seite greift aber der Koitus so empfindlich ein in das Gleichgewicht des Säftehaushaltes, daß er einer besonders behutsamen Kultivierung bedarf.

Zur Körperpflege begab sich die Frau in den Hammām, den islamischen Schönheitssalon, zu Esel oder per Sänfte, alle 14 Tage und dann einen vollen Tag. Es begann mit Schwitzbädern, es folgten Abreibungen mit armenischer Erde; danach begann man mit der Henna-Prozedur der Haare und Hände. Im Enthaarungsraum wurden die Damen mit einer Paste aus Kalk und gelbem Schwefelarsenik traktiert. Und so vergingen die Stunden. Es folgte eine Ganzmassage und dann die Nagelpflege, nach der die Nägel »funkelnden Edelsteinen« glichen. Zwischendurch fand man reichlich Gelegenheit zum Imbiß, zur Konversation und zum Klatsch. Erst der Abendstunde war die raffinierteste Gesichtspflege vorbehalten. Kleine Härchen wurden mit Seidenfäden epiliert, die Brauen mit Indigo nachgezogen und erhielten so ihre schicke Bogenform. Eine Haarlocke wurde mit Vorliebe nach Art des arabischen Buchstabens »nun« in die Stirn geschwungen. Lidschatten wurden mit dem »kohl«, einem Ruß-Kollyrium, unterlegt oder aufgestupft. Die Zähne pflegte man mit einem Gemisch aus pulverisiertem Perlmutt, Eierschalen und zerstampfter Holzkohle. Zum Schluß legte dann die Friseuse rötlichen Puder auf. Der schöne Tag war zu Ende und hielt nun 14 Tage vor. Soweit zum arabischen Mittelalter!

Um die gleiche Zeit schreibt im abendländischen Mittelalter Hildegard von Bingen: »Wenn die Haare das Haupt schmücken, so sind damit des Menschen künstlerische Fähigkeiten gemeint. Selbst in den Augenbrauen noch gibt Gott einen Hinweis auf des Menschen kreative Kraft, weil diese Brauen dem Menschen einen Schutz bedeuten, indem sie alles Schädliche von ihm fernhalten. Außerdem erscheinen sie als Zierde des Angesichts und sind wie der Winde Flügelschlag, mit dem diese sich heben und halten, einem Vogel gleich, der bald mit seinen Fittichen aufflattert und bald wieder im Schwingen einhält; weht doch auch der Wind aus Gottes Kraft, und das Wehen des Windes ist seiner Fittiche Schlag.« Das Haupthaar zeugt nicht nur für des Menschen leibliche Kraft, sondern auch für sein sittliches Vermögen. Wem aber die Beständigkeit seiner Gesittung fehlt, der gleicht einem Haupte, das von seinem Haarkleid entblößt ist.

Ist das Haupt aber einmal von seinem Haarkleide entblößt – schreibt Hildegard in ihrer »Heilkunde« –, so ist guter Rat teuer. Zwar werden Haarmittel empfohlen, aber nur mit großer Skepsis. Denn sind die Haare einmal ausgefallen, »so lassen sie sich fürderhin mit keinem Heilmittel mehr wiederherstellen, weil ihre grünende Lebensfrische, die ›viriditas‹, nun einmal verdorrt ist«. Gleichwohl finden sich immer wieder auch Rezepte gegen den Haarausfall: Man verreibe Bärenfett mit einer Asche aus Weizenstroh und Winterweizen und salbe periodisch das Haupt damit ein. Es ist die dem Bärenfett eigene Wärme, die den Haarwuchs fördert.

Wesentlich nüchterner erscheint demnach das Haarkleid in den »Causae et curae«, wo des weiteren der Haarwuchs mit dem Tierreich in Verbindung gebracht wird, wobei die unbehaarten Kriechtiere angeblich eher die weibliche Passivität versinnbildlichen, während die haarigen Männer die früchtetragende Erde verkörpern. Haarkleid, Hormonhaushalt und psychische Verfassung werden hier noch in einem geschlossenen System zusammengedacht: Aus Haut und Haaren freilich auf den Charakter zu schließen, das wurde bald schon von erfahrenen Ärzten als Torheit betrachtet. »Doch ist es richtig« – schreibt Paracelsus im neunten Buch »De natura rerum« – »daß ein Haar, welches fest im Haupt steckt und nicht leicht ausgezogen werden kann, gute Gesundheit des Hauptes und des ganzen Leibes anzeigt. Daher kommt es, daß der Roßkäufer das Roß am Schwanz zieht, wobei er seine gesunde Natur erfährt. Ebenso die Sau an den Borsten, den Fisch an den Flossen und Schuppen, den Vogel an den Federn, um seine Gesundheit zu erproben.«

Im »Buch der Natur« des Konrad von Megenberg noch werden aus Formen und Farben der Haare weittragende Schlüsse auf den Charakter gezogen, wobei man sich auf Rhazes, den großen Kliniker des arabischen Mittelalters, oder auf Aristoteles beruft. Wer Haare auf der Zunge oder den Zähnen hat, gilt als energisch. Wessen Haare sich weich und geschmeidig anfühlen, mit dem ist gut auskommen. Krauses Haar hat krausen Sinn, sagt man in Oldenburg und anderswo. Wer aber zwei Haarwirbel hat, der wird reich oder liederlich. Einem Rotschopf soll man nicht trauen, weil er leicht jähzornig wird.

Erst Friedrich Theodor Vischer (1807–1887), einer der wichtigsten Philosophen des vorigen Jahrhunderts, hat sich höchst erschrocken gezeigt über den »Blödsinn«, wie er das nennt, den »Blödsinn, das Schönste am Menschenantlitz, den Tempel des Gedankens, die Stirne mit Haar zu verfinstern«. Über all diese Narrheiten der Schönheitspflege weiß uns am nachdrücklichsten Abraham à Sancta Clara zu berichten, jener berühmte Wiener Hofprediger, der 1709 starb und der gegen die Kosmetika etwa so zu wettern wußte: »Von der stolzen Jezabel sagte die Hl. Schrift, daß sie sich habe aus lauter Hoffart angestrichen; was sie für eine Schminke gebraucht, das ist mir unbekannt, maßen der weibliche Vorwitz in Zierung, Polierung und Schmierung der Gesichter fast täglich neue Mittel erdenket.« Abraham à Sancta Clara kann aber auch predigen wie folgt: »Die schöne Gestalt des Leibes ist gleichwohl ein weißes Mehl Elissaei, welches den bitteren Krauttopf des Ehestandes versüßet« usw. usf.

An dieser Stelle sollte ich auch an Montaigne erinnern dürfen, an seine »Essais«, die man geradezu als »Handbuch der geistigen Hygiene« bezeichnen könnte und wo zu lesen steht: »Wer hat in Paris nicht von jener Frau gehört, die sich die Haut abziehen ließ, nur um dadurch die frischere Farbe einer neuen Haut zu erlangen?« Der Text bezieht sich offensichtlich auf eine Elegie des Tibull: »et faciem dempta pelle referre novam« (ihrem Gesicht durch Enthäutung neue Frische geben!).

Nun, heute bekommt man die Frische billiger und humaner, indem man Rouge auflegt oder die Lippen rot, die Augenlider blau macht! Aber auch das sind uralte Methoden, die man – wie aus Analysen von Schminkresten in Pharaogräbern hervorgeht – bereits im alten Ägypten gekannt hat. Hierzu benutzte man in der Regel drei Substanzen: Bleiglanz, Bleisulfid (das den Augen einen schwärzlichen Hauch gab) und das grünliche Malachit, eine Kupferverbindung, seltener auch den teuren Spiesglanz (ein schwärzlichblaues Antimonsulfid).

Bilder auf der Haut

Einen Schritt weiter noch als die Kosmetik ging die Kunst, die menschliche Haut zu bemalen oder zu tätowieren.

Mit Recht hat der Heidelberger Dermatologe und Medizinhistoriker Walther Schönfeld vermutet, daß der frühe Mensch seine Haut immer schon eher geschmückt als gewaschen habe! Das Wort tätowieren bedeutet soviel wie »ritzen«, »stichmalen« oder »Stigmata setzen«; Farbstoffe werden in die Corium-Schichten der Haut gebracht, wobei Azurblau, Casalisgrün oder Diamantschwarz, bei den Japanern auch braune Sepia-Tönungen besonders beliebt sind. Das Brandmarken und Tätowieren diente in den älteren Kulturen zunächst als Eigentumsbezeichnung von Vieh oder auch Sklaven. Es wurde daneben auch als Strafzeichen angesehen und als Strafe angewandt. Es war ein markantes Zugehörigkeitszeichen. Bemerkenswert ist schließlich noch das Tätowieren zum Zweck spezifischer Nachrichtenübermittlung, wie es etwa üblich war bei den Makedoniern, wo es gelegentlich auch als Kriegslist Verwendung fand.

Mit der Christianisierung des Mittelmeerraumes und des westlichen Europas erloschen die Bilder auf der Haut sehr rasch. Lediglich Isidor von Sevilla (560–636) weiß noch von dem Volk der Pikten zu berichten, es habe seinen Namen daher, »weil ein Künstler ihre Körper mit winzigen Nadelstichen versieht und dann mit dem ausgepreßten Saft eines einheimischen Krautes tränkt, damit der ›fleckige Adel‹ diese Narben als einen Schmuck auf den bemalten Gliedmaßen trage«. Und von den Schotten behauptet er gar, sie hätten ihre Namen (scoti) vom bemalten Körper (a picto corpore), weil sie sich mit eisernen Sticheln und durch schwarze Farbe Male (stigmata) von verschiedener Gestalt anbrächten.

Erst gegen Ende des 18. Jahrhunderts kam das Tätowieren über aus Tahiti heimgekehrte Matrosen wieder in Mode. Die

»Bilder auf der Haut« leuchten denn auch nicht von ungefähr bei Seefahrern, Hafenarbeitern, Soldaten und fahrendem Volk.

Vergessen dürfen wir bei solcher Bebilderung aber nicht, daß uns die Haut als eine einzigartige Atemfläche zur Verfügung steht. Durch zahllose Poren der Haut vermögen wir nicht nur Wasser abzugeben, sondern auch Sauerstoff aufzunehmen. Die Poren sind somit lebensnotwendig für uns. Bekannt ist die Geschichte von der Tänzerin, die sterben mußte, weil sie ihre Haut mit goldglänzender Bronzefarbe anstreichen ließ; sie erstickte gleichsam in ihrem inneren Milieu.

Aber leben wir im Bereich der Haut nicht auch immer über die Natur hinaus? Schaffen wir uns nicht immer von neuem künstliche Häute? Ist nicht die Kleidung auch eine erweiterte und vielfältig durchdifferenzierte Haut, ebenso wie Striptease eine Art von Enthäuten ist? Bei Stanislaw Lec, in den »Unfrisierten Gedanken aus dem Nachlaß«, lesen wir: »Nicht der Panzer schützt die menschliche Haut, sondern das Kostüm.«

Es gibt nicht nur – wie ich zeigen wollte – eine Physiologie und eine Psychologie der Haut, eine Tiefenpsychologie auch, sondern sicherlich auch eine noch weithin zu erforschende Soziologie dieses »Kosmos Haut«. Haben wir es in den letzten Jahren nicht alle erlebt, wie aufdringlich Haut und Haar zu einem »sprachlosen Manifest politischer Auflehnung« werden konnten, bei den sanftwütigen Hippies ebenso wie bei den Studenten der späten sechziger Jahre.

In Herbert Marcuses »Versuch der Befreiung«, dieser blauen Blume der roten Romantik, wird die schmutzige Haut der Gammler gerühmt als der »von fügsamer Sauberkeit unbefleckte Körper«. Das lange, ungepflegte Haar der Chaoten, es demonstriert den wortlosen Protest, ist Ausdruck einer politischen Einstellung. Und den methodischen Gebrauch von Obszönitäten, die ja alle mit Haut und Geschlecht zu tun haben (wie ja auch ein anständiger Witz immer etwas unanständig ist), nennt Marcuse beifällig einen ganz natürlichen, einen »elementaren Akt«.

Heilung der Haut

Einen methodischen Einstieg in die Kultur der Haut würden uns die klassischen Regelkreise der gesunden Lebensführung liefern als ein jahrhundertelang bewährtes Modell der Hygiene. Hier wäre der Bereich von »Licht und Luft« mit dem Atmen der Haut in Verbindung zu bringen, mit einer Besonnung und Durchlüftung. Hier würden dann auch die so beliebten wie verkehrten Parfüme, all die so modischen Desodorantia ihren Stellenwert erhalten.

Den alten Kulturen und Hochreligionen galt das Atemholen immer als ganz besonderer spiritueller Austausch mit Welt. So lesen wir im Psalm 119,131: »Os meum aperui, et attraxi spiritum« (Ich habe meinen Mund geöffnet und den Odem eingesogen). Ich verlange gleichsam, ich schreie geradezu nach Luft, und sie antwortet mir auch. Sie erfüllt mich und rettet mich jeden Augenblick vor dem Tode!

Was von der Luft gilt, gilt auch für das Wasser. Im »Corpus Hippocraticum« kann man lesen: »Meerwasser ist gut für Leute mit juckenden und beißenden Stellen auf der Haut, in Bädern oder Schwitzbädern.« Man habe nämlich beobachtet, daß entzündete Wunden bei Fischern niemals vereitern.

Keine Frage, daß auch die Nahrungsmittel auf die Haut schlagen und kranke Haut zu heilen vermögen. Und es gibt sicherlich auch so etwas wie eine diätetische Kosmetik, wenn wir nur an die Gewürze denken, an eine ganze Kulturgeschichte des Geschmacks.

Wie erholsam erscheint nicht für die so mühselig am Tage strapazierte Haut der Schlaf! In dieser großen kosmetischen Periodik hängt alles am Pendel der Zeit, alles folgt dem Rhythmus von Tag und Nacht, von Schlafen und Wachen. Der Schlaf aber, als »der universelle Regulator aller Funktionen«, er dient hier – gleichsam auf Zehenspitzen – auch der Haut und ihrem Einsatz am Tage.

Besonders eng verbunden mit einer Körperpflege ist der Regelkreis der »excreta et secreta«. Hier geht es nun wirklich um den Umgang mit dem eigenen Leib, bis hin zu einer Intimpflege, bis hin zum Gebrauch oder Mißbrauch von Aphrodisiaka.

Eng mit der Hautpflege verknüpft ist auch der Bereich der »affectus animi«, wo es um seelische Sicherheiten geht. So wird eine Zufriedenheit mit sich selbst sich wieder im Umgang mit der eigenen Haut verdeutlichen (zuviel Eitelkeit hingegen diesem Umgang schaden). Einer kosmetologischen Grundlagenforschung allerdings steht – wie ich meinen möchte – ihre eigentliche Aufgabe, eine wissenschaftliche Programmatik großen Stils, noch bevor. Dieses Programm bestünde darin, daß man die einzelnen Bereiche humaner Schönheitspflege aus ihrer oft nur dekorativ isolierten Vereinzelung herauszulösen verstünde, um sie zu überführen in eine Gesamtkultur des menschlichen Leibes, in den Kosmos wirklicher Kosmetik, und das wäre:

1. ein kultivierter Umgang mit einer in Licht und Luft, Wasser und Wärme gebildeten Atmosphäre, in der Parfüme und Desodorantia nur eine dienende Rolle spielen würden;

2. die Kultur von Speise und Trank, ein maßvoller Umgang mit Gewürzen und all den diätetischen Kosmetika;

3. eine in die großen Rhythmen von Bewegung und Ruhe, Schlafen und Wachen, Tag und Nacht eingelagerte zivilisierte Binnenökonomik, die all den Aphrodisiaka oder Psychedelika ebenfalls ihren Ort im System erst anweisen müßte;

4. die Kultivierung unserer seelischen Sicherheit, einer Zufriedenheit, die alles andere wäre als Eitelkeit, eines Selbstbewußtseins auch, dem wir nicht zuletzt unsere Selbstverwirklichung zu verdanken haben.

Alles in allem: ein ungewöhnlicher, ein geradezu metaphysischer Anspruch an eine wissenschaftliche Kosmetologie und eine Herausforderung zugleich, die wir alle annehmen sollten. Unsere Kultur – der menschliche Lebensstil – würde damit wahrhaft zu einer zweiten Natur. Dies alles wollte sie uns zeigen, die Haut: im Spiegel der Geschichte, im Medium der Sprache, als Tor in die Welt – und selbst eine Welt!

Ausklang

Eine alte Geschichte

Zum Abschluß noch eine kleine Geschichte, die ich einem alten arabischen Buch des Naisāburz entnommen habe. Sie heißt »Die weisen Narren«, und ich möchte mich möglichst nahe an den arabischen Text halten, um die unnachahmliche Zartheit dieser tiefsinnigen Anekdote zu vermitteln:

Da war ein Mystiker in eine gesellige Runde geraten, in der das Gespräch auf Kosmetik kam und auf die Pflege der Haut, wobei man wissen muß, daß Haut arabisch »buschra« heißt, was die »erfreuliche Ankündigung von etwas« bedeutet.

»Da fragte ich den Meister, ob er wohl auch etwas über die Zartheit der Haut gedichtet habe? Da griff der Meister nach der Schüssel und machte Miene, sie mir an den Kopf zu werfen; ich aber tat, als ob ich nichts gemerkt hätte, bis er sich beruhigte, gesättiget und besänftiget war. Da sagte ich ihm: ›Meister! Ich hatte da einen Wunsch!‹ Da sagte er: ›Schreibe!‹ Und gab als Beispiel für eine zarte Haut folgendes Gleichnis: ›Ich verberge, daß ich ihn heimlich liebe, und er beklagt sich über das Verbergen meiner Heimlichkeit. Er ist dabei aber so zart, daß, wenn an ihm eine kleine Ameise hinunterliefe, sie ihn färbte mit herabrieselndem Blute.‹

Da meinte ich: ›Ich hätte ja gern noch etwas Zarteres als das!‹ Da sagte er: ›Schreibe!‹ Und gab ein zweites Gleichnis: ›Ich dachte heimlich daran, den Spiegel zu nehmen, um seine Ähnlichkeit zu betrachten, und brachte ihn herbei. Und es griff die bloße Vorstellung seines Innern von ihm über auf seine Wangen im Verlangen und machte sie bluten.‹

Da sagte ich: ›Zarter noch als das, Meister! Noch zarter!‹ Er antwortete, ohne daß ich dies bei ihm vermutet hätte: »Na schön, dann schreibe!‹ Und gab sein drittes Gleichnis: ›Ich verglich ihn mit dem Monde, als er lächelnd vorüberging, und der Vergleich schon war entweder nahe daran, ihn zu verletzen, oder verwundete ihn wirklich. Und es ging mir nur durch den Sinn das Küssen seiner Backe, und es ließ tatsächlich herabfließen mein bloßer Gedanke von seinen Wangen Blut.‹

Da wollte ich sagen: ›Zarter als das!‹ Aber da schrie er mich an: ›Du Saukerl, du, zarter noch als das! Wie könnte das sein! Aber, langsam, Moment mal – ich will doch mal sehen –, na warte, ja: Vielleicht ist gerade im Haus hier eine Milchsuppe gekocht worden, deren Haut noch zarter wäre als das, noch ein ganz klein wenig zarter!‹« Zarter als das wüßte auch ich nicht zu schließen!

Anmerkungen

1 Anne Maguire bezeichnet die Hauterkrankungen als »Botschaften der Seele«. Für die Autorin, in Dermatologie und Psychologie ausgebildet, sind die oft quälenden Hautsymptome symbolische Aussagen der Psyche; sie werden im Sinne der Jungschen Symbolik auf ihre archetypischen Hintergründe – Häutungssymbol der Schlange und Symbol des Feuers – gedeutet. Besonders eindrücklich sind diese Hinweise im Zusammenhang mit der Psoriasis. Ted A. Großbart stellt fest, die Haut habe »ein eigenes Gefühlsleben«, sie habe »Erinnerungen«, könne »sich aufregen, vor Angst schwitzen und sich für eingebildete oder wirkliche ›Sünden‹ bestrafen.« Mit der Auswirkung von »Sünde« und »Schuld« auf die Haut im Sinne der Identifikation von Haut und Persona in der analytischen Psychologie C. G. Jungs befaßt sich u. a. Bodo B. Schmidt. Hauterkrankungen werden als Selbstminderwerterlebnis empfunden – mehr als jeder andere Kranke werden durch Hautaffektionen gestörte Menschen als unansehnlich, un-scheinbar bezeichnet. Schuld und Sünde »verunreinigen« und »beflecken« den Menschen. »Das Anhaftende wirkt als Ausdruck, Ausschlag. Das schlechte Gewissen scheint dem Betroffenen nun sichtbar geworden, es bleibt etwas hängen am Wesen als merkbare Verunreinigung, als selbstgefühltes und vor allem den anderen offen-sichtliches Defizit der Persona.« Die Verknüpfungen zwischen Haut und Psyche zeigen sich am deutlichsten bei den »im Seins- und Geltungsstreben« befaßten Individuen der mittleren Jahrgänge; für die Älteren ordnet sich die Hautveränderung eher als reine »Substanzbedrohung in die Nähe des Todes«, wobei aber wohl die Begründung Schmidts eher fragwürdig sein dürfte, daß »mit der allgemeinen Rückbildung des Seelenlebens auch eine Vereinfachung der Sinnbezüge im Dasein« einhergehe. Immerhin ist Schmidt aber zuzustimmen: während der Kranke normalerweise durch die Übernahme seiner »Krankenrolle« auf neuer Ebene wieder Anschluß an die Gesellschaft findet, da er des Mitleids sicher ist, tritt »bei der Erkrankung des Kommunikationselementes Haut« eine Wertminderung in der Gemeinschaft hinzu. Aussehen = Ansehen! In diesem Zusammenhang wird ja auch von der »Sprache der Haut« gesprochen und auf die Ambivalenz der Hautpatienten hinsichtlich des Bedürfnisses nach Nähe und der gleichzeitigen Angst davor (Christa Damkowski) hingewiesen.

2 Besser als alle Schriften über die Psoriasis vermag eine junge Psychologin (Irena Brezna) den Erlebnisgehalt der Schuppenflechte in einer Erzählung mitzuteilen. Als sie den Auftrag erhält, die psychologischen Hintergründe der Psoriasis zu erforschen, verliebt sie sich in einen (erdachten) Mann, der von dieser Krankheit befallen ist. Dabei aber muß sie feststellen, daß bei aller versuchten Objektivität die Krankheit sich nur schwer in

der Sprache wiedergeben läßt. Auch Versuche zu möglichst größter Objektivität vermögen ihr kein genaues Bild zu geben; nur in der Liebe sieht sie eine mögliche Brücke zum Wesen der Krankheit. Der Liebhaber »wird auf eine abstruse Weise schön, und bei vielen Chamäleonen und Leguanen deuten schöne, lebendige Farben auf einen glücklichen inneren Zustand hin«. Die Psoriasis spricht nicht mit Worten, sondern mit Schuppen. Vielleicht ist die Psoriasis »eine Metapher für die Einsamkeit, für die unerfüllte Sehnsucht nach Nähe zu anderen Menschen und gleichzeitig für die Abwehr gegen die Welt, das Schneckenhaus«.

3 Eine aufschlußreiche Darstellung der tiefenpsychologischen Behandlung eines an Psoriasis leidenden Patienten verdanken wir Peter Georg Vogel. Der 23jährige Patient entwickelte eine Psoriasis nach einem Vorexamen und einer gleichzeitig entstehenden Freundschaft mit einem Mädchen, die sich als äußerst problematisch erwies. Der junge Mann machte seine Freundin sogar für die Schuppenbildung verantwortlich: weil sie so oft aggressiv war, habe er sich eine »Hornhaut« zulegen müssen. Nach Vogel wiederholte er jedoch eine Haltung, die er bereits seiner Mutter gegenüber aufwies: eine hochgradige Abhängigkeit. Diese symbiotische Abhängigkeit lasse sich als Grundkonflikt nachweisen, der sich auch bei anderen Psoriatikern vorfinde.

Glossar zu den Fachbegriffen

Aetiologie
Krankheitsursache.

Akne vulgaris
Hautkrankheit auf der Grundlage einer Verhornungsstörung der Haarfollikel und Verstopfung der Talgdrüsenausfuhrgänge, die zur Bildung von »Mitessern«, Pusteln und Narben führt.

Alexithymie
Unvermögen, Gefühle hinreichend wahrzunehmen und zu beschreiben.

Allergene
Antigene, die zu einer Allergie führen.

Allergie
Überempfindlichkeit.

Alopezie
Haarausfall bis Haarlosigkeit.
(A. areata: begrenzter Haarausfall)

Amenorrhöe
Ausbleiben der Menstruation.

Anthropophobie
Menschenscheu (meistens auf neurotischer Basis).

Antigen
Substanz, die eine Immunreaktion auslöst.

Atopie (atopisch)
Überempfindlichkeit mit Symptomatik der Allergie.

Daseinsanalyse
Psychotherapieform auf existentialphilosophischer Basis.

Dermatosen
Krankhafte Hautveränderungen jeglicher Art (entzündlich: Dermatitis).

Dishydrose
Abnorme Schweißbildung.

Endogenes Ekzem
Hautausschlag.

Ejaculatio praecox
Vorzeitiger Samenerguß.

Erythrophobie
Errötungsangst.

Flushing
Anfallsweise auftretende Hautröte mit Hitzegefühl.

Gardner-Diamond-Syndrom
Schmerzhafte Unterhautblutungen.

Hämatom
Bluterguß.

Herpes Zoster
Gürtelrose.

Idrophobie
Angst vor Schweißausbruch.

Integument
Decke, Hülle, äußere Haut.

Kallus
Schwiele.

Lichenifizierung
Flächenhafte Infiltration der Haut mit Vergröberung der Hautfelderung (bei Ekzemen, Neurodermitis).

Menarche
Erste Regelblutung.

Molluscum contagiosum
Virusbedingte, knotenförmige Hautkrankheit

Neurodermitis (Neurodermatitis)
Nervöse Hauterkrankung mit starkem Juckreiz.

Ostrakismus
Krankhafte Scheu, Verbannungsgefühl.

Pathoaidoia
Scham vor dem Leiden.

Pelade (Alopecia areata)
Umschriebener Haarausfall.

Pemphigus vulgaris
Blasensucht.

Petechien
Punktförmige Blutungen.

Pruritus ani
Juckreiz am After.

Pruritus vulvae
Juckreiz am Scheideneingang.

Psoriasis
Juckende Schuppenflechte.

Quincke-Ödem
Allergisch bedingte Schwellung der Haut und Unterhaut.

Reaktionsbildung
Innere Konfliktabwehr mit Umwandlung des Unlust erregenden Impulses in sein Gegenteil.

Regression
Rückfall auf eine frühere Entwicklungsstufe.

Skoptophobie
Angst aufzufallen.

Trichotillomania
Zwanghaftes Haarausreißen.

Urticaria
Nesselfieber.

Variola
Pocken.

Verruca vulgaris
Warze.

Literaturverzeichnis

Abraham à Sancta Clara: Die Wunderkur und etzlich andere ergetzliche Sächelchen. Berlin, 1925.

Aich, S.: Die Haut als Spiegel der Seele. Diplomarbeit am Seminar für angewandte Psychologie; Zürich, 1991.

Bächtold et. al. (Hg.): Handwörterbuch des deutschen Aberglaubens. Bde. I–IX. Berlin, 1938.

Baugham, R./Sobel, R.: Psychological cariables relating to psoriasis. In: Farber/Cox: Psoriasis. Stanford, 1971.

Benn, Gottfried: Gesammelte Werke. Neuwied, 1968.

Bergler, R./von Arnim, B.: Wenn die Haut einsam macht. Sexualmedizin 13: 1991, S. 168–174.

Binswanger, L.: Das Schamphänomen. In: Schizophrenie. Pfullingen, 1957.

Bleuler, M.: In: I. Internationaler Allergiekongreß, Zürich, 1952.

Bloch, Iwan: Geschichte der Hautkrankheiten in der neueren Zeit. In: Neuburger-Pagel (Hg.): Handbuch der Medizingeschichte. Jena, 1905.

Bolgert/Poisson/Soulé: Le Psoriasis, est-il un psychodermatose? Annales de Dermatologie et Syphilographie, 78: 1951, S. 273–291.

Borelli, S.: Die Anwendung der Psychotherapie in der Dermatologie. Praxis der Psychotherapie, 9: 1964, S. 213–218.

Ders.: Dermatologie als Grenzgebiet. In: Hbd. Neurosenlehre und Psychotherapie. Bd. V. Berlin, 1961, S. 311–344.

Ders.: Psyche und Haut. In: Jadassohn (Hg.): Handbuch der Haut- und Geschlechtskrankheiten, Bd. 8.

Borgeest, Claus: Das sogenannte Schöne. Frankfurt/M., 1977.

Boss, M.: Es träumte mir vergangene Nacht... Bern, 1976.

Ders.: Einführung in die Psychosomatische Medizin. Bern, 1954.

Ders.: Körperliches Kranksein als Folge seelischer Gleichgewichtsstörungen. Bern, 1940.

Boss, M./Condrau, G./Hicklin, A.: Leiben und Leben. Bern, 1977.

Bosse, K./Gieler, U. (Hg.): Seelische Faktoren bei Hautkrankheiten. Bern, 1987.

Bosse, K./Hünecke, P. (Hg.): Psychodynamik und Soziodynamik bei Hautkranken. Göttingen, 1980.

Dies.: Über die Persönlichkeitsstruktur des Psoriatikers. Z. Psychosom. Med., 31: 1955, S. 105–117.

Bosse, K./Teichmann, A.T.: Psychische Probleme bei Psoriasiskranken. Arch. Derm. Forsch., 244: 1972, S. 558–560.

Dies.: Der Krankheitswert der Psoriasis. Beobachtungen zu Persönlichkeit und Umweltbeziehung des Kranken. Hautarzt, 23: 1972, S. 122–125.

Bosse, K. et. al.: Zur sozialen Situation des Hautkranken als Phänomen interpersoneller Wahrnehmung. Z. Psychosom. Med. u. Psychoanalyse, 21 : 1976, S. 3–61.

Brändli, H.: Eine rein psychogene Urtikaria. Schweiz. Ärztezeitung, 73 : 1992, S. 429–431.

Brezna, I.: Die Schuppenhaut. Erzählung. Zürich, 1989.

Buck-Rich, U.: Ernst Heinrich Weber und der Anfang einer Physiologie der Hautsinne. Zürcher med.-gesch. Abh. Nr. 70, 1970.

Bühler, W.: Das unbekannte Organ. Eine menschenkundliche Betrachtung über die Haut. Weleda Nachrichten, H. 99, 1970.

Ders.: Die Haut als Vermittler zwischen innen und außen. Weleda Nachrichten, H. 126, 1977.

Burkhardt, W.: Seelische Konflikte als Ursache von Pruritus und Ekzem. Acta Dermatologica, 32 : 1952, S. 72–74.

Cadotsch, A./Eichmann, A.: Die kutane Artefaktkrankheit. Praxis, 73 : 1984, S. 1235–1240.

Cheren, S. (Hg.): Psychosomatic Medicine. Theory, Physiology and Practice. Vol. 2, Boston, 1989.

Condrau, G.: Medizinische Psychologie. München, 1975.

Ders.: Psychosomatische Gesichtspunkte allergischer Erkrankungen. Swiss Med.

Ders.: Zur Psychosomatik der Psoriasis. Psychosomat. Med. 8: 1978

Damkowski, Ch.: Die Sprache der Haut. Psychologie heute, 10: 1990.

Darwin, Ch.: Der Ausdruck der Gemüthsbewegungen bei dem Menschen und bei den Thieren. Stuttgart, 1884.

De Boor, C.: Zur Psychosomatik der Allergie, insbesondere des Asthma bronchiale. Stuttgart, 1965.

De Boor, C./Künzler, E.: Die psychosomatische Klinik und ihre Patienten. Bern, 1963.

De Graciansky, P./Stern, E.: Analyse psychomatique de quelques dermatoses et en particulier de l'ezéma. Paris, 1950.

Detig, Ch.: Hautkrank: Unberührbarkeit aus Abwehr? Göttingen, 1989.

Doerr, W. (Hg.): Organpathologie. Bd. 3: Die Haut. Berlin, 1974.

Doswald, D./Kreibich, C.: Zur Frage der posthypnotischen Hautphänomene. M.hefte prakt. Derm., 43 : 1906.

Duerr, H. P.: Nacktheit und Scham. Frankfurt/M., 1988.

Dunkbar, F.: Deine Seele, dein Körper. Berlin, 1955.

Ebbecke, U.: Zur Physiologie der Haut. Arch. Derm. Syph. 200: 1955.

Eble, B.: Die Lehre von den Haaren in der gesamten organischen Natur. Wien, 1831.

Elhardt, S.: Aggression als Krankheitsfaktor. Göttingen, 1974.

Engels, W. D./Wittkower, E. D.: Hautkrankheiten. In: Psychiatrie in Praxis und Klinik, Bd. 4. Stuttgart, 1988.

Erikson, E. H.: Kindheit und Gesellschaft. Stuttgart, 1961.

Frantzen, E./Voigtländer, V./Henning, G.: Gardner-Diamond-Syndrom. Der Hautarzt, 41 : 1990, S. 168–170.

Gehlen, A.: Moral und Hypermoral. Wiesbaden, 1973.

Geistlich, A.: Akne hinterläßt seelische Narben. Neue Zürcher Zeitung, Nr. 44/22.2.1989.

Göppert, H.: Phänomenologie und Prognose der Zwangskrankheit. Z. Psychosom. Med., 12:1966, S. 111–118.

Ders.: Allgemeine Physiologie der Haut. In: Dermatologie und Venerologie, Bd. I/1. Stuttgart, 1961.

Goethe, J. W. von: Naturwissenschaftliche Schriften. Werke Bd. XIII; Hamburg, 1955.

Goldsmith, L. A./Fisher, M./Wacks, J.: Psychological characteristics of psoriatics. Implications for management. Arch. Derm. 100:1969, S. 674–676.

Grabner, E.: Volksmedizin. Probleme und Forschungsgeschichte. Darmstadt, 1967.

Grefe, Ch.: Rühr mich nicht an. Wenn Kinder mit chronischen Hautkrankheiten leben müssen. München, 1991.

Greither, A.: Dermatologie und Venerologie. Berlin, 1978.

Grossbart, T. A.: Die Haut: Spiegel der Seele? Psychologie heute, 10:1982, S. 38–44.

Haecker, Th.: Metaphysik des Fühlens. München, 1950.

Häfner, H./Freyberger, H.: Psychosomatische Zusammenhänge bei Hautallergosen. Urticaria und Quincke-Ödem. Z. Psychosomat. Med., 1955, S. 177–184.

Hafenreffer, S.: Pandocheion aiolodermon. Ulm, 1630.

Ders.: Nosodochium in quo cutis... affectus traduntur. Ulm, 1660.

Hansen, O.: Eine psychosomatische Theorie der allergischen Sensibilisierung. Z. Psychosomat. Med., 27:1981, S. 143–160.

Hansen, O. et. al.: Es juckt mich in den Fingern, aber mir sind die Hände gebunden. Z. Psychosomat. Med., 27:1981, S. 275–290.

Heber, W./Krönert, G.: Psychisch provozierte Psoriasis vulgaris. Therapiewoche, 38:1971, S. 2814–2816.

Heidegger, M.: Sein und Zeit. Tübingen, 1927.

Ders.: Zollikoner Seminare. Frankfurt/M., 1987.

Heigl-Evers, A.: Einige psychogenetische und psychodynamische Zusammenhänge beim Krankheitsbild des endogenen Ekzems. Z. Psychosom. Med., 12:1966, S. 163–178.

Heigl, F.: Aggressivität als Abwehrmechanismus: Die Identifizierung mit dem Angreifer. Z. Psychosomat. Med., 11:1965, S. 914–1004.

Hildegard von Bingen: Heilkunde. H. Schipperges (Hg.), Salzburg, 1957.

Hochheimer, W.: Der Kinsey-Report. Psyche, 8:1954/55.

Hoff, H./Ringel, E.: Aktuelle Probleme der psychosomatischen Medizin. München, 1964.

Hornstein, O. P./Brückner, G./Graf, U.: Über die soziale Bewertung von Hautkrankheiten in der Bevölkerung: Methode und Ergebnisse einer orientierenden Befragung. Der Hautarzt, 24:1973, S. 230–235.

Hovorka/Kronfeld (Hg.): Vergleichende Volksmedizin. Bd. 2. Stuttgart, 1909.

Hünecke, P.: Variabilität in der sozialen Beurteilung von Hautkranken. Med. Psychol., 2 : 1976, S. 121–144.

Hufeland, C. W.: Journal des Luxus und der Moden, 1789.

Ders.: Makrobiotik oder die Kunst das menschliche Leben zu verlängern. Berlin, 1823.

Izard, C.: Die Emotionen des Menschen. Weinheim, 1981.

Jores, A.: Psychosomatische Medizin und Hautkrankheiten. Hautarzt, 1 : 1950, S. 248.

Ders.: Praktische Psychosomatik. Bern, 1976.

Jung, C. G.: Symbole der Wandlung. Zürich, 1952.

Jung, K. u. M.: Die aufgekratzte Seele: Neurodermitis. Zürich, 1991.

Juon, R. M.: Alopecia areata im Lichte der modernen Forschung. ZBl. f. Haut- und Geschlechtskrankheiten, 119 : 1964, S. 1–17.

Ders.: Les pelades psychomatiques. Lissabon, 1966.

Katz, D.: Der Aufbau der Tastwelt. Leipzig, 1925.

Kleinsorge/Klumbies: Psychogene Hautreaktionen. Wiss. Zschr. Univ. Jena, 4 : 1954.

Knecht, Y./Krebs, A.: Fotochemotherapie: Eine neue Behandlungsmöglichkeit der Psoriasis. Ther. Umschau 34, S. 772–781.

Krause, H. J.: Plotina oder die Kostüme des Haupt-Haares bei den Völkern der alten Welt. Leipzig, 1858.

Krichhauff, G.: Bemerkungen zu genetischen und neurosenstrukturellen Faktoren bei endogenen Ekzemen. Z. Psychosomat. Med., 2 : 1955/56, S. 184–192.

Kuntz, A.: Der bloße Leib. Bibliographie zu Nacktheit und Körperlichkeit. Frankfurt/M., 1985.

Lasch, Ch.: Das Zeitalter des Narzißmus. München, 1982.

Lester, E. P./Wittkower, E. D.: Hautkrankheiten in psychosomatischer Sicht. Basel, 1963.

Lewis, M.: Shame – The exposed Self. New York, 1992.

Maguire, A.: Hauterkrankungen als Botschaften der Seele. Olten, 1991.

Marty, P.: Die »allergische Objektbeziehung«. In: Brede, K.: Einführung in die Psychosomatische Medizin. Frankfurt/M., 1974, S. 420–445.

Marx, K. F. H.: Akesios. Blicke in die ethischen Beziehungen der Medizin. Göttingen, 1844.

Menninger, K. A.: Observations of a Psychiatrist in a Dermatological Clinic. Bull. Menninger Clinic, 11 : 1947, S. 141–147.

Metalnikov: La lutte contre la mort. Paris, 1938. (zit. n. E. Stern, 1952)

Michels, F.: Selbstbildnis und Fremdbild hautkranker Frauen. Med. Diss., Göttingen, 1975.

Miller, H./Baruch, D. W.: A Study of Hostility in Allergic Children. Amer. J. Orthopsychiat., 20 : 1950.

Mitscherlich, A.: Bedingungen der Chronifizierung psychosomatischer

Krankheiten. Die zweiphasige Abwehr. In: Brede, K.: Einführung in die Psychosomatische Medizin. Frankfurt/M., 1974, S. 396–406.

Mohr, F.: Die Rolle der Psychotherapie in der Dermatologie. Psychotherapie, 1: 1956, S. 86–92.

Montagu, A.: Körperkontakt. Stuttgart, 1974.

Neckel, S.: Status und Scham – Zur symbolischen Reproduktion sozialer Ungleichheit. Frankfurt/M., 1992.

Neiger, A.: Pruritus ani. Hospitalis, 11: 1989, S. 765–767.

Neumann, K.: Soziale Bedeutung der Hautkrankheit – Untersuchungen an berufstätigen Männern. Med. Diss., Göttingen, 1975.

Nietzsche, F.: Zur Genealogie der Moral. Stuttgart, 1976.

Ders.: Jenseits von Gut und Böse. Stuttgart, 1976.

Paracelsus: Sämtliche Werke. K. Sudhoff (Hg.). München, 1923–1933.

Jean Paul: Selberlebensbeschreibung (1818). Stuttgart, 1971.

Pfizner, R.: Die Psychodynamik der Psoriasis vulgaris im Rorschach-Test. Z. Psychosomat. Med., 22: 1976, S. 190–197.

Philippopoulos, G. S.: A case of Trichotillomania. Americ. J. Psychoanalysis. 1961, S. 304–312.

Plassmann, R.: Borderline-Struktur und schmerzhafte Hautblutungen: Ein Fall von Gardner-Diamond-Syndrom. Z. Psychosom. Med., 31: 1985, S. 118–128.

Plügge, H.: Der Mensch und sein Leib. Tübingen, 1967.

Pohlheim, R. W.: Das Wesen der Erythrophobie. Z. Psychother. Psychosom., 14: 1966, S. 32–49.

Potter-Efron, P. u. R.: Schamgefühle verstehen und überwinden. München, 1992.

Poucel, V.: Gegen die Widersacher des Leibes. Freiburg, 1955.

Prigal, S. J. (Ed.): Fundamentals of Modern Allergy. New York, 1960.

PSORIASIS: Zeitschrift für die Mitglieder des Deutschen Psoriasisbundes e. V. und der Schweiz. Psoriasis-Gesellschaft, 15: 1977, 4. Jhg.

Puchalski, Z.: Psychosomatische Aspekte bei Patienten mit Alopecia areata, Rosacea und Lichen ruber planus. Z. Hautkrankheiten, 58: 1983, S. 1648–1654.

Rauchfleisch, U./Schuppli, R./Hänel, Th.: Zur Persönlichkeit von Patienten mit dermatologischen Artefakten. Z. Psychosomat. Med., 29: 1983, S. 76–84.

Rechenberger, J.: Tiefenpsychologisch ausgerichtete Diagnostik und Behandlung von Hautkrankheiten. Göttingen, 1976.

Ders.: Dermatologie. In: Die Psychologie des 20. Jahrhunderts, Bd. IX. Zürich, 1979, S. 763–780.

Ders.: Die Auffassung der dynamischen Psychiatrie zum Krankheitsmodell der Trichotillomanie. Z. Psychosomat. Med., 22: 1976, S. 126–131.

Reifers, J.: Psychosomatische Aspekte in der Dermatologie. Basel, 1976.

Renemann, H.: Psychische Veränderungen bei Hautkrankheiten. Tübingen, 1959.

Röhrich/Plewig: Pathologisch-anatomische Lehrmodelle im Moulagen. Der Hautarzt, 30: 1979.

Rohde, B. T./Konietzko, D. G.: Psoriasis-Fibel. Leben mit der Schuppe. Hamburg, 1975.

Rothacker, E.: Das »Buch der Natur«. Bonn, 1979.

Rothschuh, K.: Iatromagie. Opladen, 1978.

Rutishauser, B.: Scham und Schamgefühl in phänomenologischer Interpretation. Z. Klin. Psychologie u. Psychotherapie, 19: 1971, S. 62–76.

Sack, W. T.: Psychotherapie und Hautkrankheiten. Derm. Wschr., 84: 1972, S. 16–19.

Sartre, J. P.: Der Mensch und die Dinge. Reinbek, 1978.

Schacht, J.: Zur Psychologie des Hautkranken. Z. f. Klinische Psychologie und Psychotherapie, 22: 1974, S. 67–85.

Schadewaldt, H.: Badetherapie in der Dermatologie medizinhistorisch betrachtet. Ärztliche Kosmetologie, 7: 1977.

Schäfer, H.: Allgemeine Physiologie der menschlichen Haut. Studium Generale, 17: 1964.

Scheflen, A.: Körpersprache und soziale Ordnung. Stuttgart, 1976.

Scheler, M.: Über Scham und Schamgefühl. Ges. Werke, Bd. 10, Bern, 1957.

Schipperges, H.: Idee und Wirklichkeit des Leibes im abendländischen Denken. In: Peisl/Mohler: Reproduktion des Menschen. Frankfurt/M., 1981.

Ders.: Die Haut als Spiegel der Seele. Die Kapsel, 33: 1975.

Ders.: Kleine Kulturgeschichte der Haut. Ruperto-Carola, 20: 1968.

Schmidt, B. B.: Zur Bedeutung der Haut. Z. Psychosomat. Med., 8: 1962, S. 268–272.

Schmidt-Traub, S.: Psychoneuroimmunologische Störungen am Beispiel determinierter psycho-vegetativer Beschwerden. Psychol. Rundschau, 40: 1989, S. 141–149.

Schmitz, H.: System der Philosophie, Bd. 2: Der Leib. Bonn, 1965.

Schönfeld, W.: »Dermatologie« und »Venerologie« in ihrer Entwicklung zu Sonderfächern der Medizin. Hippokrates, 33: 1962.

Ders.: Der Sinn des Brandmarkens und Tätowierens in der griechischen und römischen Antike. Nova Acta Leopoldina, 27: 1963.

Schröpl, F.: Die chronische Urtikaria. Stuttgart, 1986.

Schubert, H.-J.: Psychosoziale Faktoren bei Hauterkrankungen. Göttingen, 1989.

Schubert, H.-J./Bahmer, F.: Stellenwert und Berücksichtigung klinisch-psychologischer Erkenntnisse in der Dermatologie. Akt. Dermatol., 15: 1989, S. 69–72.

Schubert, V. (Hg.): Der Mensch und seine Gefühle. 1985.

Schwöbel, G.: Die Lehre vom Allergiekranken Menschen. Bern, 1956.

Sommer, L.: Das Haar in Religion und Aberglauben der Griechen. Münster, 1912.

Staehelin, B.: Allergie in psychosomatischer und soziologischer Sicht. Stuttgart, 1961.

Stern, E.: Lebenskonflikte als Krankheitsursachen. Zürich, 1952.

Ders.: Die Psycho-somatische Medizin in Frankreich. Z. Psychosomat. Med., 1 : 1954/55, S. 142.

Ders.: Psychosomatische Medizin und Hauterkrankungen. Z. Psychosomat. Med., 2 : 1955/56.

Steudel, J.: Bau und Funktion der Haut in der Antike. Studium Generale, 17 : 1964.

Tamarin, G.: Beobachtungen an Asthma- und Psoriasiskranken. Z. Psychosomat. Med., 9 : 1963, S. 26–31.

Tellenbach, H.: Gebildete Sinne – Bedingung glückenden Daseins. Perspektiven der Philosophie. Neues Jahrbuch 5 : 1979.

Thomä, H.: Über die Unspezifität psychosomatischer Erkrankungen am Beispiel einer Neurodermitis mit zwanzigjähriger Katamnese. Psyche, 34 : 1980, S. 589–624.

Ders.: Die Motivation des menschlichen Handelns. Köln, 1970.

Thurn, A.: Die psychogenen Aspekte der Perioralen Dermatitis. In: Bosse/Hünecke: Psychodynamik und Soziodynamik bei Hautkrankheiten. Göttingen, 1980.

Tomkins, S.: Shame. In: Nathanson, D. L. (Ed.): The many faces of shame. New York, 1987.

Vallecoccia, B./Lester, R. S.: Thorie zur Pathogenese der Psoriasis. Basel, 1992.

van der Schaar, W. W.: Psychometric Investigation in 48 Dutch Patients Suffering From Psoriasis. Psychotherapy and Psychosomatics, 27.

Vogel, H.: Die Haut als Universalorgan. Erfahrungsheilkunde, 30 : 1981.

Vogel, P. G.: Psychosomatische Aspekte der Psoriasis vulgaris. Z. Psychosomat. Med., 22 : 1976, S. 177–189.

Weber, E. H.: Der Tastsinn und das Gemeingefühl. Leipzig, 1905.

Wittkower/Russel: Emotional factors in skin diseases. New York, 1953.

Wurmser, L.: Die Maske der Scham. Berlin, 1990.

Yawalkar, S. J./Blum, G.: Das Ekzem. München, 1990.

Zedler, J. H.: Großes vollständiges Universallexikon. Leipzig, 1735.

Ziegler, A. J.: Die abendländische Aggressivität.

Ders.: Zur Psychosomatik der Psoriasis. Psychosomat. Med., 1 : 1968/69, S. 95–104.

Herz in Not:

Wie sehr das Herz seit eh und je mit den menschlichen Gefühlen in Zusammenhang gebracht wurde, darauf verweisen Symbole, Metaphern und unzählige Ausdrücke unserer Alltagssprache. Herz und Liebe, Herz und Beziehung werden dabei besonders einander zugeordnet. Welche mitmenschlichen Beziehungsstrukturen zu Herz-Kreislauf-Erkrankungen disponieren, welche Risikofaktoren und Persönlichkeitsmerkmale eine Rolle spielen, welche medizinischen und psychologischen Daten für Diagnose und Therapie wichtig sind, erläutern die Autoren anhand ausführlicher Beispiele. Im Zentrum stehen dabei der Herzinfarkt, der Bluthochdruck und die Herzneurose.

Gion Condrau / Marlis Gassmann
Das verletzte Herz
Reihe »Psyche & Soma«
*218 Seiten, 8 Farbtafeln
und einige SW-Abbildungen, Paperback*

Wenn Angst zum Leben herausfordert.

Für Menschen, die unter starken Ängsten leiden, ist es wichtig, die tiefere Bedeutung ihrer Angst zu verstehen. Ängste wie die Flug- und Prüfungsangst, Phobien, mit Angst verknüpfte Krankheiten (Asthma) wie auch die diffusen Ängste werden auf ihren Sinn untersucht. In allen Ängsten, so der Autor, liegt jedoch die Aufforderung, bisher Ungelebtes endlich zu leben.

Alois Hicklin
Das menschliche Gesicht der Angst
Reihe »Psyche & Soma«
168 Seiten. Paperback

KREUZ: Was Menschen bewegt.

Der Tod in Literatur, Kunst und Musik.
Eine reich bebilderte Kulturgeschichte.

Das Los des Sterbens ist jedem Menschen gewiß, und der Tod ereilt uns schließlich alle gleichermaßen. Dennoch erfährt jeder Mensch die Tatsache seiner Endlichkeit auf seine ganz persönliche Art und Weise. Sie wird bestimmt durch die individuelle Lebensgeschichte, durch Religion und Gesellschaft. Und Todes- und Jenseitsvorstellungen haben zu allen Zeiten die kulturelle Entwicklung der Völker entscheidend mitbestimmt.

Den Tod in all diesen Bezügen darzustellen, unternimmt dieses Buch: Durch ein anschauliches und reiches Bildmaterial unterstützt, wird der Leser vom naturwissenschaftlich geprägten Seinsverständnis unserer Zeit über die religiösen, philosophischen und psychologischen Aspekte des Todes und seine Darstellung in Literatur und Kunst bis hin zu den aktuellen Kontroversen um das »menschliche«, »natürliche« Sterben und das »Recht auf den eigenen Tod« geführt.

Gion Condrau
Der Mensch und sein Tod
Certa moriendi condicio
480 Seiten mit ca. 150 Abbildungen,
davon über 100 in Farbe.
Leinen mit Schutzumschlag.

KREUZ: Was Menschen bewegt.

Atmen heißt leben:

Das weiß niemand besser als der Asthmatiker. Denn keine Krankheit löst soviel Angst aus wie das Asthma, das dem Kranken immer wieder den Erstickungstod vor Augen führt.

Mit dem Atem nehmen wir unsere Umgebung in unser Innerstes auf, im Ausatmen geben wir etwas an die Welt zurück. Unsere Atmung ist daher auch eine Art der Kommunikation. Und bezeichnenderweise nehmen in unserer atemlosen Zeit auch die Atemwegserkrankungen deutlich zu. Mit dem ersten Atemzug – verbunden mit dem ersten Schrei – vollzieht sich die erste autonome Handlung des Menschen, aber auch die Trennung von der Mutter. Davon ausgehend und anhand Leben und Werk berühmter Schriftsteller, die an Atembeschwerden litten, entschlüsselt François-Bernard Michel den tieferen Sinn dieser Krankheiten und das, was der Kranke mit Worten nicht sagen kann.

François-Bernard Michel
Der geraubte Atem
Asthma und andere Lungenkrankheiten
Reihe »Psyche & Soma«
280 Seiten, Paperback

KREUZ: Was Menschen bewegt.

High-Tech-Medizin
und alternative Heilweisen:

Viele Patienten fühlen sich der Apparatemedizin hilflos ausgeliefert, deren Funktionsweise sie oft nicht verstehen. Sie möchten als ganze Menschen wahrgenommen und behandelt werden und doch auf die Vorteile neuester wissenschaftlicher Diagnose- und Therapiemöglichkeiten verständlicherweise nicht verzichten. Sie möchten alternative Heilweisen und High-Tech-Medizin zu einer umfassenden, menschengerechten Medizin verbunden wissen. Diesen Wunsch greift das vorliegende Buch auf. Es gibt einen fundierten Überblick über die Entwicklung der westlichen Medizin und das Menschenbild, das ihr zugrunde liegt. Es stellt die großen Möglichkeiten der Apparatemedizin heute und in naher Zukunft vor und erläutert sie. Es weist aber ebenso deutlich auch auf die Grenzen des Machbaren und Wünschbaren hin.

Schließlich stellt der Autor beispielhaft vier Kliniken in Deutschland und der Schweiz vor, wo High-Tech-Medizin und alternative Heilweisen erfolgreich und zukunftsweisend miteinander verbunden werden.

Rainer Otte
Kann High-Tech-Medizin menschlich sein?
Wie sich alternative Heilweisen und die moderne Apparatemedizin erfolgreich verbinden lassen.
256 Seiten, 20 Schwarz-Weiß-Abbildungen,
Hardcover mit Schutzumschlag

KREUZ: Was Menschen bewegt.

Neurodermitis annehmen und bessern.

Neurodermitis ist nicht nur eine qualvolle Hautkrankheit. Sie ist eine Erkrankung des ganzen Menschen, der »aus der Haut fährt«. Über zwei Millionen Menschen, Erwachsene und Kinder, leiden allein in unserem Sprachraum darunter. Die Ratlosigkeit ist so groß wie die Vielzahl der Therapien. Wie man die Neurodermitis annehmen und bessern kann, schildern Betroffene, Partner, Ärzte, Psychotherapeuten und erstmals auch die Selbsthilfe-Organisationen. Das Buch stellt die Psychosomatik des Hautgeschehens in den Vordergrund. Es will Mut zur Änderung der Lebenssituation und Selbstheilung machen.

»Der Leser / die Leserin bekommt in unterhaltender Form viel Wissen und auch eine Prise Philosophie und Lebensweisheit mit auf den Weg.«   Schweizer Familie

Katharina und Mathias Jung
Die aufgekratzte Seele – Neurodermitis
180 Seiten, Paperback

KREUZ: Was Menschen bewegt.